《消化病专家李增烈细说消化病》丛书

胃与食管常见病

李增烈　著

陕西新华出版传媒集团

陕西科学技术出版社

图书在版编目（CIP）数据

胃与食管常见病 / 李增烈著 . —西安：陕西科学技术出版社 , 2016.4

（消化病专家李增烈细说消化病丛书）

ISBN 978-7-5369-6645-1

Ⅰ . ①胃… Ⅱ . ①李… Ⅲ . ①胃疾病－常见病－诊疗 ②食管疾病－常见病－诊疗 Ⅳ . ① R574

中国版本图书馆 CIP 数据核字（2015）第 320696 号

《消化病专家李增烈细说消化病》丛书

胃与食管常见病

出 版 者	陕西新华出版传媒集团　陕西科学技术出版社
	西安北大街 131 号　邮编 710003
	电话 (029)87211894　传真 (029)87218236
	http://www.snstp.com
发 行 者	陕西新华出版传媒集团　陕西科学技术出版社
	电话 (029) 87212206　87260001
印　　刷	陕西金德佳印务有限公司
规　　格	710mm×1000mm　16 开本
印　　张	11.25
字　　数	189 千字
版　　次	2016 年 4 月第 1 版
	2016 年 4 月第 1 次印刷
书　　号	ISBN 978-7-5369-6645-1
定　　价	25.80 元

序

　　11年前我写的《拨打消化健康热线：专家和您面对面》，自出版就深受读者的欢迎喜爱。时代在发展，医学在进步，疾病也在发生着变化。11年前的知识已不能完全适应现代的要求，所以重新编写一套丛书，内容上力求删旧补新，更注重实用的原则，并按疾病系统改为分册，以便读者更有针对性地选择、购买，携带方便。

　　"看病难"，是患者切身感受，令医生有苦难言。这种"难"虽有多方面、多层次的原因，其中医患间缺乏沟通，无疑是一个重要原因，患者不甚明白自己的病是咋回事，医生不甚了解患者的"心病"和"身病"，隔阂生梗阻，梗阻难沟通！

　　国内外已有无数经验证明，如能打通梗阻，医患之间密切合作，关系变得融洽，难治的病可以变得比较好治，为难的事也会减少，成功的事就会增多！笔者在50多年行医生涯中对此深有体会，然而与患者接触面与时间毕竟有限，所以在1997年退休之后，我就决意继续写作医学科普文章，在更广泛的面上进行医生与患者的沟通，把它当成不退休的工作，期望这种努力不仅对广大消化病患者朋友，也期盼对基层辛苦工作的同行助一臂之力！

　　我已是耄耋之年，电脑也只有一个字一个字敲键盘的水平，编写这本小书，谈何容易！花去几个小时在电脑上打好的内容，有时竟不翼而飞，让人哭笑不得，即便如此，伏案到深夜，亦未敢懈怠。如果没有亲人们生活上的细心照顾，电脑操作上不厌其烦的帮助，这本小书是难以完成的。

　　在长达10多年的编写过程中，一直得到廖宁逊主任医师的鼓励与帮助，她不但分担了我的部分临床工作，还提出了不少有益建议。此次出版，喜得两位年轻留美学子李伟晗、宋屹的参与编写。陕西省人民医院领导多年来十分关心、重视我的医学科普写作。陕西科学技术出版社的领导与编辑，大力支持本书的出版，并给予了许多具体指导。作者在此向他们各位表示由衷的感谢！

　　由于要保持独立各章的科学性与完整性，部分内容难免有所重复，请读者谅解。限于作者的学识与经验，书中难免有错漏之处，诚恳欢迎朋友们批评、指正！

李增烈

于陕西省人民医院

2015年9月3日

目　录

要口腔清洁

要注意保暖，饮食不宜过烫

戒烟酒、少辛辣

要保持乐观

要预防癌变

食管常见病

胃常见病

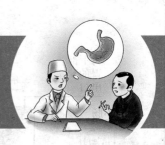

① 我岂止是酒囊饭袋

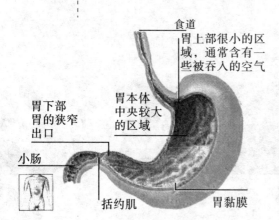

食道
胃上部很小的区域，通常含有一些被吞入的空气
胃本体中央较大的区域
胃下部
胃的狭窄出口
小肠
括约肌
胃黏膜

我知道"酒囊饭袋"是个贬义词，把为你辛苦为你忙的我（胃）贬成囊袋，我不在意。有什么不好呢？假如没有我这个囊袋，您一天哪能只吃3餐啊？6餐可能都不行，更不用说忙起来只饱餐一顿了！我的容量是1.90～2.3lL，因人而异，伸缩性较大，干的装得少一点，液体装得多一点。

说我像个袋子，想象力不错！只是与日常用的袋子有许多不同：①这个袋子上部大，下部小，像个倒立着的袋子。②袋子底（胃底）在胃的最上部——"底朝天"。这是在胚胎发育期得的名。③分成不同部位：底部往下依次为体部，底、体两部主要暂时贮存食物。往后是窦部，是消化、运动主要场所。窦部又名幽门前区，是幽门螺杆菌的"根据地"。再前行就到达幽门，过门就是十二指肠了。④这个袋子两头上口贲门，下口幽门，平时是锁住的，只是在消化需要时，才适时开放通行。

◎文雅一点，叫我储藏室吧

我比您家厨房的搅拌器高级得多，全部智能化：食物进来就开始工作，"先来后到"依次进行；加工的食物没成稠糊状，就不让放行；加工动力来自我强劲的 3 层肌肉一波一波地蠕动来完成搅拌；更重要的是我还带有灵敏的传感器，搅拌的同时我会通过激素和神经网络传递信息，让在我后面的各方同事们提前做好各种准备，迎接食物的到来，这样就能做到"紧张有序""环环相扣"。

您一定喜欢吃肉，喝牛奶、豆浆吧？可蛋白质结构复杂，是最难消化的营养素，我生产的胃蛋白酶类，是消化蛋白质的第一车间，蛋白质被分解成比较简单的成分，就可减轻后续消化的负担了。

◎当之无愧的第一消毒室

知道吗朋友，每天随着饮食您吃进去了多少致病微生物呀，起码 5 位数以上。如果再不好好洗手，那就更多了！大多数情况下，您会安然无恙的，因为我是您的"第一消毒室"，我的 3500 万个腺体每天可生产浓度为 0.17 当量的盐酸 1500 ~ 2500mL（就是胃酸），足以使 95% 的"坏蛋"葬身胃中，保证了胃肠道的安全。"第一消毒室"的美名我是当之无愧的！我的盐酸还担任了消化蛋白质的重要助手，并能促进铁与钙的吸收。

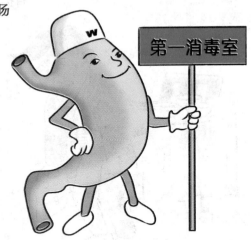

从我的产品看，除了前面所说的胃蛋白酶、盐酸外，还生产保护胃黏膜的黏液、促进造血的造血因子等，产品种类不太多，只算得上一个小化工车间！

◎胃体表位置

左肋骨缘及左上腹部，贲门位于剑突下（"心窝"）。

◎胃病的主要症状

消化不良、腹痛、烧心、呕吐、呕血、黑便。

② 慢性胃炎原因多 一不小心惹上身

慢性胃炎这一病名虽然早在 270 多年前就被提出，但名声大噪则是在 20 世纪 70 年代初，临床使用纤维胃镜检查之后。纤维胃镜的应用不仅使黑洞洞的胃被照得通明透亮，同时还可取出小块黏膜组织在显微镜下做病理检查。我国慢性胃炎患者占门诊胃镜检查患者的 80%～90%，故有"胃镜所到处，处处有炎症"的风趣之说。

慢性胃炎并非整个胃都发炎，准确地说应该是胃的黏膜层发生了炎症。早期的病变比较表浅（浅表性胃炎），长期发展下去，病变继续深入，可损害黏膜内的胃分泌腺体，那就是萎缩性胃炎了。不过病变仍在黏膜层。

慢性胃炎最常见的症状是上腹疼痛、不适和饱胀，其特点是饭后症状加重，空腹时反而舒服。此外，嗳气、吐酸、食欲不振、乏力也较多见，也可发生上消化道出血。

慢性胃炎的分类沿用我国消化内镜学会制定的标准，分为浅表性胃炎（含出血性、糜烂性、疣状等特殊类型）与萎缩性胃炎两大类，多以胃镜所见作出初步诊断。其实诊断的金标准应该是黏膜的病理检查。临床上也有把慢性胃炎分为慢性胃窦炎（B型）、慢性胃体炎（A型）与全胃炎（A+B），其中以B型多见。慢性胃炎累及全胃，常常是由于慢性胃窦炎向上蔓延所致。

这么多人同患一种病，提示病因众多或有流行因素存在。事实上也确实如此。

◎内忧种种细对照

随着年龄的增长，慢性胃炎的患病率也在增高。这是因为随着年龄的增加，动脉硬化随之加重，胃黏膜的小血管也不例外，血管腔被堵，使胃黏膜营养不良，分泌功能下降，屏障功能弱化，故老年人易发生胃炎。因而有学者认为，慢性胃炎特别是萎缩性胃炎，是一种随着年龄改变而来的疾病。

胆道手术、十二指肠疾病、幽门功能不全等因素造成幽门关闭不全，胆汁、胰液、十二指肠液反流入胃，这些碱性的"不速之客"也会损伤胃黏膜。

部分慢性胃炎患者血中可检出胃黏膜某些成分的抗体，说明免疫机制（即"自己破坏自己"）也有一定的作用。

◎外患多多详检查

胃是一个对外开放的器官，也是食物、药物、毒物等经口进入人体后停留的第一站，"首当其冲"，自然风险就多。

饮食方面，过热、过冷、过粗、过咸的食物及嗜烟、嗜酒等，均可成为慢性胃炎的发病原因。在动物身上的实验数据显示，46℃以上为对胃有害的温度。我国不少地区有热饮、热食的习惯，为了保护我们的胃，"趁热吃"的习惯似乎得适当降温。但是，降得太低也会造成损害：长期过冷的冷食、冷饮会造成胃血管收缩，黏膜血供不良。过于粗糙或因牙齿缺陷而咀嚼不全的食物，匆匆咽下亦可得病。吃盐过多，也是某些地区胃炎、胃癌高发的原因。长期吸烟，每天20支以上的人也容易发生慢性胃炎。后两者是我国青年人患慢性胃炎值得注意的原因。

不少药物对胃黏膜有刺激性，如阿司匹林、消炎痛（吲哚美辛）、保泰松等。

由于解剖上的联系，患慢性牙龈炎、齿槽溢脓、慢性腭扁桃体炎、鼻窦炎时，含细菌或其毒素的分泌物随唾液和食物咽下，久而久之可引起慢性胃炎。

在生物性因素中，特别值得提出的是幽门螺杆菌（英文简称Hp）。Hp

是一种呈弯曲状或"S"形的微需氧菌，因多定居于胃的幽门前区而得名，多系早年随污染的水与食物经口进入胃内。Hp在胃内紧贴在上皮细胞和黏液层上，分泌多种酶和毒素，损害胃黏膜引起炎症。在胃炎患者中，Hp感染率高达60%～70%，是胃炎初发和病变进展的主要因素，如不根治，慢性胃炎多难治愈。

❸ 萎缩性胃炎的疑点与热点

◎萎缩性胃炎是怎么回事?

乍一听萎缩性胃炎,不少人会感到莫名其妙:胃怎么会萎缩退化呢? 要解开这个谜得先讲讲胃黏膜的结构。胃黏膜里分布了许多胃腺,这些胃腺的细胞分泌盐酸、胃蛋白酶、无机盐离子等成分,帮助胃发挥消化功能。当胃黏膜受到各种因素侵害时,开始时仅黏膜表面受损则称为浅表性胃炎,炎症继续发展侵及较深层时,胃腺受到损害就会发生萎缩而部分失去分泌功能,称为萎缩性胃炎。可见这里的"萎缩"特指胃腺,不是胃的全层,更非整个胃。根据胃腺受损程度,可分为轻、中、重度,这种诊断与分度,只能在显微镜下由病理医生确定,胃镜下判断是初步的。

◎萎缩性胃炎原因何在?

此病的病因至今并未完全弄清,但全世界的医生都公认,幽门螺杆菌是很多人患胃炎的原因。这种细菌吸附在胃黏膜表面,分泌多种毒素损伤胃黏膜细胞而引起慢性胃炎。此外,吸烟,经常吃过于粗糙的食物、过热的饮食,慢性牙病,慢性扁桃体炎、鼻窦炎以及胆汁反流都可引起胃炎。所以说,萎缩性胃炎是多因性的,病因因人而异。

◎萎缩性胃炎一定会癌变吗?

这是病人最关心的问题。不少病人一被诊断为萎缩性胃炎,终日忧心忡忡，觉得自己早晚会得胃癌，不是"死刑"，也是"死缓"了。事实上这个看法不全面。

萎缩性胃炎和胃癌是两种不同的病理过程，只有很少一部分重度萎缩性胃炎，在经过较长时间后可以发生癌变，它们多是有中度以上不典型增生和肠上皮化生的病例。我国医生曾对 100 例萎缩性胃炎患者进行跟踪观察，结果 10 年之内有 5 人发生了癌变。这项研究告诉我们，萎缩性胃炎可能癌变，但机会并不会很高。更重要的是，从萎缩性胃炎到胃癌，这一过程较长，经过不同阶段有充足的时间可让医生早期发现它、处置它。对于萎缩性胃炎，掉以轻心不对，背上沉甸甸的思想包袱更没有必要。

◎生活上要注意些什么？

如果细菌阳性，应该在医生指导下认真根治幽门螺杆菌。许多经验证明，患者经过根治幽门螺杆菌后不但症状好转甚至消失，病理变化也有好转，使得病情不再发展。

应尽量选择质软易消化的食物，少吃过咸、烟熏、辛香料过多的食物和过热的饮食，不要"狼吞虎咽"，养成细嚼慢咽的良好习惯。治疗口腔、耳鼻喉科的慢性病灶。

可在医生指导下服用一些保护、营养胃黏膜的药物及对症治疗药。

许多患者轻信宣传，服药过多过滥，殊不知过多过量的药物即便是胃药，也会加重胃的负担，甚至还可能出现药物不良反应。

◎萎缩病变有害无益

切除病胃不能预防癌症，而且还会带来新问题。

首先，由于萎缩性病变在胃内并非均匀分布，而是呈斑片状散在分布，不可能用手术彻底切除干净；其次，胃切除手术后常有胆汁反流、吻合口炎症、溃疡等并发症发生，影响患者的生活质量；再次，动过手术的胃，医学上称为残胃，由于胆汁、手术等的刺激，很容易再次发生萎缩性胃炎，其癌变率反而比不动手术的萎缩性胃炎高出数倍。所谓"残根长歪枝"就是这个道理。所以，用手术切除方法来预防癌变是不可取的。

预防癌变当前最可靠的方法就是及早发现、及早治疗，最有效的手段就是定期胃镜复查。一般轻中度萎缩性胃炎患者1～3年查1次，重症患者半年至1年查1次，而且要送病理检查，病理报告要特别注意有无不典型增生的情况。如有食欲不佳、体重减轻、黑便、腹痛等症状后，应随时检查，方不致延误诊断。笔者的朋友、智利全国胃癌防治中心主任彼得罗教授介绍过，他本人每年都在生日那天，先做胃镜检查，再吃生日蛋糕，已经坚持10余年了。他身体力行的精神值得我们学习。

❹ 帮您解开胃镜报告上的"纠结"

◎了解胃黏膜结构

胃镜诊断上消化道疾病的价值，已经得到公认。然而不可否认，检查本身还是有些不适，如果拿上检查报告，医生太忙，没有充分解释，胃镜报告单上的一些专业名词，又会使刚刚"受了苦"的患者一头雾水，引起新的疑虑。在专家门诊中，常有患者颇有疑虑地来询问。

为了把有关问题解释得更清楚些，有必要先简单介绍一下胃肠道腔内的结构。

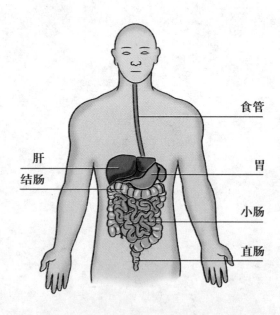

我们的胃肠道，从食管到直肠，实际上就是一条连续的"管子"，宽的部分就是胃，窄的部分就是肠。虽然胃肠道基本结构相同，但由于适应各部分不同的生理功能，细微结构却不相同。

因为胃镜、肠镜都是从管腔往管壁看，管壁的结构从内向外可分为四层：黏膜层，黏膜下层，肌层与浆膜层。胃镜或肠镜直接观察的对象是黏膜层，黏膜由上皮、腺体等构成，消化道不同部位上皮与腺体的种类也不相同。这些细致的结构，单凭胃镜或肠镜镜下观察是不够的，必须根据标本的显微镜下所见，才能"拍板定性"。

◎巴雷特食管真相

正常食管上皮称为复层鳞状上皮，顾名思义其结构颇像鱼鳞排列，这种上皮比较耐摩擦，适应食管的运输功能，却不耐受酸碱的侵袭。

由于各种疾病，胃内的胃酸长期反流到食管，特别是食管下部，这种不耐酸的鳞状上皮逐渐被类似胃的上皮所替代，就像棉布衣服上补了一块"化纤"，这种有替代上皮的食管部分，称为巴雷特食管。虽然胃镜下可以初步看出这种改变，但要确诊，必须靠病理检查结果的证实。

重视巴雷特食管的原因是，如果不加以治疗，一小部分较重的巴雷特食管，经过比较长的时间，有可能发展成为食管（腺）癌。但是并非所有的巴雷特食管都会癌变，因此不能说巴雷特食管就等于食管癌。

虽然是少数情况，我们也不能掉以轻心。预防癌变的方法，是积极治疗引起胃酸反流的疾病，并且按照医生的嘱咐，定期进行胃镜复查。

◎"糜烂"并不那么可怕

"糜烂"这个词有点可怕，新华字典对糜烂的解释是，烂得不可收拾！这样说就不得了，其实问题远没有这么严重，但是翻译就这么一直沿用下来了，姑且这么用吧！日本医生的报告上，直接用英语原字 erosion，也许是为避免日本患者害怕吧？原文只有"侵蚀"之意，并无不可收拾之解。

各种有害因素，如药物、细菌、异常的胃酸、反流的胆汁与肠液体、温度过高的饮食、粗糙食物、异物以及幽门螺杆菌感染等，都可以使浅层胃黏膜发生"糜烂"，但病变范围可大可小，所以还要结合起来看，才能辨别"糜烂"的轻重程度。

多数"糜烂"都是急性的，去掉病因后，比较容易恢复。

◎萎缩性胃炎的胃不是核桃壳

前些时候，一位40多岁的女性患者，拿了胃镜报告来看门诊，十分沮丧地说："我年纪不算大，怎么胃就萎缩了。大夫，萎缩性胃炎是不是胃就像核桃壳一样了？"初听到这话，有点想笑，但更多的是感到愧疚！

胃黏膜里有许多胃腺，它们制造、分泌胃液，执行消化与杀菌的功能。因为各种病因，胃腺发生萎缩，根据萎缩的多少，分为轻、中、重度，胃腺的萎缩就是萎缩性胃炎的基本改变。萎缩性胃炎胃的外表，没有什么改变，胃镜从胃的内面看，可以发现黏膜稍微变薄一点，颜色偏淡，或可见到淡红色血管网。可以放心，萎缩性胃炎的胃，绝对不会成为核桃壳！

胃腺减少（萎缩）的多少，要靠标本的病理检查来确定。胃镜看到的，只是一个初步印象，有经验的胃镜医生的描写，也常和病理结果不一致。

还有一种困扰患者的说法，说萎缩性胃炎就是胃癌，至少也是"死缓"，只是还没执行而已。这种说法也不正确。

萎缩性胃炎和胃癌是两种不同的病理过程，但确实有很小一部分重度萎缩性胃炎，经过较长时间不同阶段后可以发生癌变。它们多是有重度肠腺化生，特别是不典型增生的病例。我国医生曾经对100例萎缩性胃炎患者进行长期跟踪观察，结果10年之内有5人发生癌变。说明萎缩性胃炎虽然有癌变可能，但概率并不高，而且这一过程较长，大多要经过肠腺化生、不典型增生阶段。只要我们不放松警惕，定期复查，完全有机会早期发现癌变，并及时处置它。

对待萎缩性胃炎正确的态度应该是：既不背沉甸甸的包袱，也不掉以轻心。

◎肠腺化生（肠化）是怎么回事？

如果胃黏膜长期有慢性炎症，体内会出现一种适应性反应，即萎缩的胃腺被类似（但不完全相同）的肠腺所代替，称为肠腺化生，简称肠化。好像棉布衣服补上了一块化纤布一样，肠化是一种病理现象。

肠化多见于萎缩性胃炎，也可以在浅表性胃炎中出现，程度有轻有重。近年来的深入研究，主要根据肠化细胞的生物化学特性，又细分为结肠型化生与小肠型化生两类。以结肠型为多见。

肠化产生的原因尚有不同意见，因为各种因素使分泌胃酸的细胞减少或功能障碍，或者碱性反流物、抑制胃酸药物，最终使胃黏膜 pH 值升高（偏向碱性）所致。也可能与年龄老化有关，因为 60 岁以上的人，90% 都有不同程度的肠化。在胃镜下，肠化的胃黏膜呈灰白色颗粒状小隆起，如用色素胃镜观察，肠化黏膜呈蓝色。

引人注意的是肠化和胃癌的关系。一般认为结肠型肠化与胃癌可能有关系。文献报告，随访 1～10 年肠化的癌变率为 1.9%，国内材料 1～6 年为 4.3%。但也有学者对二者关系持反对意见。

从临床角度看，轻、中度肠化属于一种反应，不必过于介意，但重度肠化虽然还不是胃癌，但应该定期复查胃镜为妥。

◎不典型（异型）增生就是胃癌吗？

增生是细胞的一种生物行为，有新陈代谢的性质，增生的新细胞应该与原来的细胞在形态、结构、代谢过程与生理功能上相同。顾名思义，不典型增生是指增生的细胞在这些方面，偏离了正常（典型）状况：细胞排列紊乱，形态不规则，细胞核大、色深，出现一些原本没有的生化成分与功能。不典型增生是一种重要的病理改变，只有经过标本的病理检查才能确定。不典型增生与肠化虽不是一回事，但后者可以发展为前者。

根据不典型的程度，不典型型增生分为轻、中、重度。轻度可视为一种反应，而重度很可能是原组织的早期癌症，如胃癌、肠癌、食管癌、胆管癌等，二者关系密切。中度的危险性居中。

不典型增生可以出现在原本正常的细胞，也可以出现于肠腺化生（肠化）细胞。与肠化相比，不典型增生与癌症的关系更加密切，21% 的轻度、33% 的中度、57% 的重度不典型增生可发展为癌。世界卫生组织确认：不典型增生是癌前病变，应该十分重视！

不典型增生不仅见于慢性胃炎，也可以发生在胃的糜烂、疣状改变、溃疡病灶和胃息肉黏膜上，只有病理活检才能确诊。

从临床角度看，由于不典型增生是胃癌前期病变，中度以上应该密切随访，定期复查。好在不典型增生发展很慢，通常为数月或数年，使我们有充分的机会去发现、处理；而重度不典型增生，应该采取积极的态度，认真考虑手术治疗。

◎pH 和 Hp 完全是两码事

同样的两个字：英文小写的 p 和大写的 H，但排列前后不同，代表着完全不同的事情：

pH：代表氢离子浓度的负指数，也就是酸碱度，通常以数字表示，可以带小数点。中性是 7，小于 7 的是酸性，数字越小，酸性越强；大于 7 的表示碱性，数字越大，碱性越强。

Hp：代表幽门螺杆菌，胃镜检查时一般只用加、减号表示，加号（阳性）表示有幽门螺杆菌存在，细菌量越多，加号越多（最多 3 个加号）；减号（阴性）表示没有细菌。这一检测结果，对诊断与治疗很有帮助。

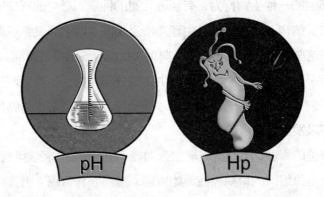

◎两种不同的反流莫混淆

反流就是某些成分"反其道而行之"，在上消化道病理现象中，同属反流的两种情况，却截然不同，常被混淆。

加以分析、对比，就会一目了然。

	胃—食管反流	十二指肠—胃反流
方向	胃→食管	十二指肠→胃
造成损伤成分	胃酸、胃蛋白酶	胆汁中胆盐、溶血性卵磷脂、十二指肠液中消化酶类
反流物酸、碱性	酸性	碱性
又名	胃反流	碱性反流
跨过"闸门"	食管下括约肌	幽门括约肌
酸、碱度变化	酸→中性，弱	碱性→酸性
后果	反流性食管炎等	胆汁反流性胃炎

★ 两种反流同时发生，损害更重。

⑤ 胃炎虽常见 莫成"替罪羊"

◎张老师被"替罪羊"害苦了

张老师 47 岁，在某名牌外语学院任教。他不但长得英俊潇洒，而且待人诚恳友善，深得同事们的喜爱。近 4 个月来，他一直感到左上腹胀痛、食欲不振，体重也减轻了不少。尽管曾在数家医院就诊，吃了不少治疗胃炎的药物，但症状始终没有明显好转。来到笔者专家门诊就诊时，医生发现他除了略显疲惫外，并无其他异常的体征。陪同他前来就诊的夫人将在别处做的电子胃镜的报告单递给了医生，上面清清楚楚地记载着诊断结论：慢性浅表性胃炎。B 超检查报告也称肝、胆、胰、脾未见异常发现。我详细了解了以往诊治的经过，为慎重起见，让他先做腹部 CT 检查，并约定次日复诊。

第 2 天到了复诊的时间，左等右等还不见张老师带 CT 报告单来，就预感不妙。过了好一会儿，张老师的夫人面色苍白地跑了过来，一声不响地跌坐在诊室的椅子上，掩面而泣。我们来不及多问，焦急地从她手中取过 CT 报告单，只见上面写着一行无情的大字：晚期胰腺癌伴腹腔淋巴结转移。在场的人们得知这个情况后，不论相识与否，都从内心发出惋惜的长叹！

张老师有胃炎吗？有！但张老师的症状来自胃炎吗？威胁张老师生命的是胃炎吗？回答当然是否定的。因为真正的杀手是隐藏在胃炎后面的胰腺癌。

◎细细识别"替罪羊"，免及日后上大当

找们丨周围患慢性胃炎的人确实太多了。不要说是比较先进的胃镜，就是通过普通的 X 线钡餐透视也能诊断出胃炎来，这就很容易使病人甚至医生把所有症状都一股脑地推到胃炎的头上。其实，这些症状很可能来自各型肝炎、胆囊炎、胆石症、吸收不良综合征、反流性食管炎、十二指肠溃疡、肠道寄生虫病，等等。良性疾病若被冠以"胃炎"，及时纠正过来尚为时不晚，如果严重的甚至恶性疾病也被误诊为胃炎，就会丧失宝贵的治疗时机，留下莫大的遗憾。像张老师这样的教训，临床上时有所见。

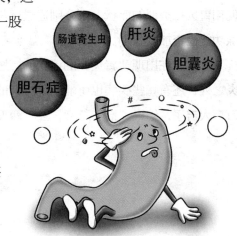

哪些严重的疾病需要和慢性胃炎进行仔细鉴别呢？

胰腺癌： 胰腺癌所引起的腹痛或腹部不适，即使在治疗的情况下也会越来越重，临床术语称之为"进行性"的。另外一个突出的特点就是消瘦特别快，严重时体重 1 个月内可减轻 5 ～ 10kg。B 超检查虽然简便易行又无痛苦，但由于肠道气体等因素的干扰，诊断胰腺癌时会受到相当大的限制，如果操作者经验不足或者仪器性能不佳，就更容易漏诊。张老师的问题就出在这里。最可靠的诊断方法首推腹部 CT 检查，必要时还可以做磁共振检查或内镜下胰胆管造影。

晚期肝病： 肝硬化时，体格检查多可发现脾肿大。这时做个胃镜检查，可能会发现食管和胃底静脉的曲张。肝癌患者多数肝脏明显肿大，表面呈结节状。B超和 CT 检查能够提供确诊的依据，肝功能检查一般只能作为参考，细致的体格检查最为重要。

胆系肿瘤： 黄疸是值得注意的一个信号。但有些胆囊癌患者往往并无黄疸出现，常有慢性胆囊炎和胆结石病史。B超、CT 及内镜下胰胆管造影，往往具有确诊价值。

吸收不良综合征： 腹泻症状大都比较突出，病程较久的患者多有营养不良的

表现，如水肿（低蛋白所致）、口炎和舌炎（B族维生素缺乏所致）、夜盲（维生素 A 缺乏所致），等等。胃肠钡餐造影或胶囊内镜时可以发现病变。

某些全身性疾病：肾功能不全、糖尿病、甲状腺功能低下等疾病，也可能出现和胃炎相类似的症状。可分别通过尿常规检查、肾功能检查、血糖检查、甲状腺功能检查加以鉴别。

总之，在出现"胃炎"的症状时，医生和患者都应该进一步想一想：除了胃炎之外，还有哪些疾病也可能出现类似的症状？千万不要以为"抓住了"胃炎就万事大吉了，结果"拾了芝麻，丢了西瓜"，抓住的只是个"替罪羊"！

⑥ 胃炎用药：合理组合　事半功倍

治疗慢性胃炎，除了消除病因，调整生活方式外，可以适当选用药物治疗。

◎根治幽门螺杆菌是前提

如果查出胃炎有幽门螺杆菌的，症状又久治不愈，此时需使用根治幽门螺杆菌的方案。目前公认的三联疗法疗效好、疗程短、花费适中。三联包括：质子泵抑制剂（奥美拉唑等）与克拉霉素，再加一种抗生素（阿莫西林、甲硝唑或痢特灵）。疗程 7～14d，成功率可达 85%～90%。也有用雷尼替丁与铋剂加 1～2 种抗生素的其他方案，建议在专科医生指导下服用。

◎保护和营养胃黏膜的药物不可少

慢性胃炎是一种胃黏膜损害，一些药物可在胃黏膜表面形成保护膜，使之与有害物隔离，或可吸附有害物，或可加强胃黏膜的保护力量或加速修复过程。

硫糖铝，被称为"多功能保护伞"，很少被吸收，在餐前及睡前服用。偶有便秘、恶心、腹痛等不良反应，可分别用胃肠舒、镁铝合剂、维生素 B_6、654-2（或颠茄片）处理。硫糖铝不宜与雷尼替丁、甲氰咪胍、奥美拉唑、多酶片同服，如需同服应隔半小时以上。近来硫糖铝有小袋混悬剂（如牛奶样）及口嚼片，服用更为方便。

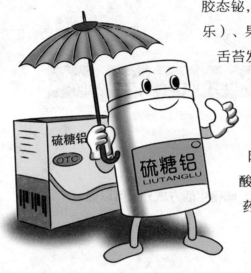

胶态铋，国内常用的有枸橼酸二钾铋（得乐）、果胶铋（维敏），服用期间大便及舌苔发黑，停药后消失。服药时不得同时食用牛奶等高蛋白饮食和抗酸剂，以免减弱疗效。

氢氧化铝凝胶或镁铝合剂，除有保护作用外，尚有较弱的中和酸作用。注意，前者可引起便秘。此药不宜用于有胃出血的患者和肾功能不全的患者。禁与四环素同用。

康复新，是一种生物制剂，对糜烂、渗出性病变及出血有较好疗效，极少见不良反应。

其他尚可选用的有维酶素、猴头菌片等。

◎对症药物有帮助

胃炎有许多症状，引起症状的机制比较复杂，对症治疗不但可解除患者的痛苦，并可建立治疗信心，是慢性胃炎药物治疗不可缺少的部分。

胃肠动力药对早饱、腹胀、反酸等症状有效，多潘利酮（吗丁啉）、西沙必利（普瑞博思）、莫沙必利均为常用药。后两者对便秘患者较好，但有严重心脏病者应慎用。慢性胃炎不一定胃酸高，有些萎缩性胃炎患者胃酸偏低，但对抑酸药的反应良好，可能与减轻胃酸刺激有关。常用雷尼替丁、甲氰咪胍、法莫替丁等药，亦可用奥美拉唑等质子泵抑制剂。多酶片、乳酶生、干酵母片等助消化药亦可选用。腹胀明显的患者，可加服二甲基硅油（消胀片）。

市售非处方药中有些沿用已久的复合制剂，常将数种功能药物集于一身，仍有使用价值，如胃得乐、胃必治等。

中药辨证施治，也有较好的疗效。

◎选药原则及注意事项

以上只列举了小部分常用药物，当然不是说都要用。应根据出现的主要症状，参考胃镜所见和过去用药的反应在医生指导下来选择，力求解决问题个体化，不强求一律或理论上"合理"。用药上有几个误区应注意避免：

服药多而杂：同时服 4～5 种或更多药物，殊不知同时使用的药物越多，药物不良反应越大，对已有损害的胃来说，负担越重。

随意使用抗生素：把胃炎当一般细菌性炎症来"消炎"，随意挑选抗生素来治疗幽门螺杆菌，这样做有害无益，尤其会给以后正规根治幽门螺杆菌带来抗药性的困难。

刻意要求病理切片上的炎症：特别要求是肠上皮化生和不典型增生完全恢复正常。应知道这些变化是机体对炎症与萎缩的一种补偿和修复反应，不要当癌症来治，要求治疗后这些变化完全恢复正常是不切合实际的。

❼ 解开胃炎患者的用药疑团

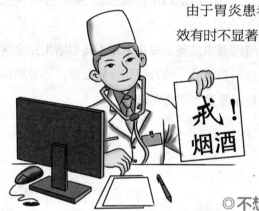

由于胃炎患者用药种类较多，用药时间长，疗效有时不显著，故许多患者对药物治疗心存疑虑。笔者曾统计过一组病例，患者平均用药4种以上，平均服药时间7～8个月。根据笔者有限的经验，正确解释以下这些问题，对取得治疗成功很有帮助。

◎不想戒烟酒行不行？

医生答：肯定不行。一位英国著名的消化疾病专家曾风趣地说："要我开胃病处方吗？先戒烟去。"说的就是这个道理。我们的胃很辛苦，即便是健康的生活方式，每天工作量都很重，更不用说不停地受烟酒有害因素损害了。常言道，"胃病三分治，七分养"，确有科学道理。

◎吃药能不能把胃炎治好？

医生答：这要看治好的要求。严格地说，治好应该包括3个方面：症状好转或消失，功能的好转或恢复，组织病理学的好转与恢复。一般来说，经过科学的治疗，前两点可以达到——症状好转（消失）、功能改善（恢复），但病理损害则要看轻重程度了。浅表性胃炎，顾名思义，损害在浅层，可望恢复，而萎缩性胃炎损害较深，如程度较重，要完全恢复比较不易。其实只要控制住病变不再向严重方向发展，不必强求组织学正常。

◎哪种胃药好？

医生答：最好的胃药就是能解决您问题的药。显然，用药因人而异，就像菜一样，您觉得吃白菜最好，他觉得吃菠菜最舒服，由于胃炎原因、细菌有无各不相同，胃肠功能各异，体质差别很大……笼统地说什么药最好并不容易，需要医生和患者共同努力来选择。

理想的好药应该是：改善症状显著，恢复功能好，副作用小，价格合适。

有几点是肯定的：贵药不等于好药；广告、不厌其烦上媒体的药，不等于好药；经得起时间考验的药，相对比较可靠。

◎为什么要根治细菌？

医生答：认识胃内存在幽门螺杆菌，也是近20来年的事，其在胃炎病因和治疗中的作用，越来越被重视。幽门螺杆菌是慢性胃炎的重要病因，70%～80%的慢性胃炎患者胃中都有这种细菌（不是100%），也是胃炎从浅表发展到萎缩的主要原因之一。所以首先检查是否有这种细菌是关键，如果病人有细菌，症状又久治不愈时，从根治细菌入手，常能获得好的疗效。新近的经验充分证明了这一点。需要强调的是，根治细菌不是随便买点消炎药吃吃了事，应在专科医生指导下，挑选优秀的治疗方案进行。

胃内确实没有细菌，当然无须抗菌治疗，因为乱治疗反而有害。

◎什么是黏膜保护剂？胃炎为何要用这类药物？

医生答：黏膜保护剂是一类药物，它们进入胃内后，可以迅速与黏膜结合，尤其是与病损黏膜结合后形成薄膜，覆盖在黏膜面上，使之不再受到各种有害物（胃酸、消化酶、药物等）的侵袭，起到隔离作用。很像我们平时用的防锈漆。

黏膜保护剂还可促使黏膜细胞分泌黏液、碱性离子、前列腺素等保护性物质，促进黏膜修复。胃炎患者用胃黏膜保护剂从理论上和实践上都是合适的。临床常用的有胶态铋（果胶铋、枸橼酸二钾铋等）、铝镁制剂（硫糖铝、铝镁加、氢氧化铝凝胶等）、八面蒙脱石（思密达）、麦滋林等。

◎对症治疗药有哪些？

医生答：抑酸剂，主要针对烧心、反酸等症状，有 H_2- 受体阻滞剂（甲氰咪胍、雷尼替丁、法莫替丁等）、质子泵抑制剂（奥美拉唑、兰索拉唑、雷贝拉唑等）。

解痉剂，主要针对腹痛，如 654-2、颠茄、阿托品等，也有短暂抑酸作用。

促动力药，针对饱胀、呕吐、反酸等，常用的有多潘利酮、西沙必利、莫沙必利等。

此外还有助消化药、消胀药等。

◎胃炎药该吃多长时间？

医生答：治疗慢性胃炎的药并无严格的疗程，需要服用的时间长短因人而异，药物的疗效是一个重要参考因素。总的说来，用药时间要适当长一些，并要坚持用药，不宜更换过勤，除非有不良反应或无效。

任何药物都可能有不良反应，服用前宜向医生询问清楚，仔细阅读药物说明书，定期去医院进行必要的检查以确保用药安全。

⑧ 胆汁反流性胃炎的治疗

◎胆汁到了不该去的地方

胆汁中的胆酸盐、碳酸氢盐，十二指肠液中的卵磷脂、胰蛋白酶类等，如果安分地待在十二指肠里，都是消化脂肪、蛋白质的功臣；一旦因为各种原因反（逆）流到胃里，就变成了一群地道的破坏分子，特别是其中的溶血性卵磷脂损害黏膜作用最强，原本完好的胃黏膜，会被它们害得伤痕累累。患者多诉腹痛，有的呕吐黄色苦水，这种情况称为胆汁反流性胃炎（BRG），因为反流液的逆行走向和碱性，又名十二指肠—胃反流、碱性反流性胃炎。

BRG 的合理治疗，包括两个方面，即病因治疗与药物治疗，两方面应该同时进行。

◎找出病因　针对治疗

（1）大量临床资料提示，不少 BRG 患者存在胆囊、胆管疾病，如胆囊切除后、胆囊炎、胆结石、胆囊息肉、胆管炎或胆系解剖畸形等。这些病变有时没有临床症状，而是在健康检查时发现的。一部分患者在胃镜检查时先观察到胃腔内有黄色或绿色胆汁，甚至胆汁凝块，而后追踪发现了胆系病变。这些病变引起胆汁反流的原因或与胆系运动功能失调，或与胆汁性质改变有关。

应该分别针对不同情况，积极加以治疗。

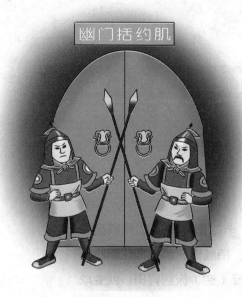

（2）正常的十二指肠与胃虽然互相连接，但有强力的幽门括约肌隔开，除非胃内消化完毕发出指令"开门"。平时是"大门紧闭"的。因为十二指肠病变，如十二指肠溃疡，尤其是瘢痕形成的畸形、息肉、重度炎症等，造成"门禁不严"，给反流液"钻了空子"。

（3）因为手术，胃窦部与幽门被切除，连"门"都没了。

（4）由于十二指肠病变或运动失调，发生了与正常方向相反的强烈逆蠕动，肠内压力增加，促使肠内液"冲过"幽门，强行入胃。

在临床上 BRG 常是数种原因造成的。

◎药物治疗　灵活选择

药物治疗 BRG 有如消灭入境之敌，不妨将治疗方法比拟成几种打仗方法：

"关门打狗"法：前面说过，幽门括约肌这道门的重要性，门关不严，"外敌"就会趁隙而入，某些药物通过神经调控能够加强肌肉张力使门关严，"外敌"自然难以进入。

常用药物有：多潘立酮，10mg/ 次；西沙必利或莫沙必利，5～10mg/ 次；均为每餐前 15～30min 服用，或可晚睡前再加 1 次。此类药物服用时间不得少于两周。这些药物同时有增强胃黏膜的保护作用，可谓"一举两得"。

门关严实了，即可"打狗"。常用药物见后。

"驱逐出境"法：碱性反流液一旦进了胃，如果胃的正向蠕动能够加强，不但可将"外敌"推回十二指肠，而且由于不停地运动，使有害成分难以接触胃黏膜，从而减少其伤害机会。

使用前面介绍的那几种药（之一），也能同时达到这个目的。亦可用甲氧氯普胺（胃复安），5～10mg/次，用法同上。

"**就地收编**"**法：**"外敌"既已入胃，可设法原地加以处置，不让其继续作乱，伤害胃黏膜。加入吸附剂是可取的办法。

常用药物：蒙脱石散是双四面氧化硅与单八面氧化铝组成的无机盐，其结构很像"威化饼干"，不但有很宽大的吸附面积，而且能通过本身金属离子的作用去结合胆盐，还可清除有毒的溶血性卵磷脂，覆盖已受损害的胃黏膜，恢复胃屏障功能等作用，可说是难得的"多面手"。剂量3g/次，溶解于50mL温开水摇匀，餐前服用，3次/d。硫糖铝2片/次，餐后咀嚼冲服，3～4/d次。铝镁加或氢氧化铝凝胶也都有不同程度的类似作用。

另一类药物为消胆胺（考来烯胺），通过阻断胆酸循环等途径，发挥治疗作用。

其他：康复新为美洲大蠊提取液，有修复黏膜损害的作用。10mL/次，3次/d。亦有多潘立酮并用熊去氧胆酸（UDCA）治疗 BRG，获得较好疗效，包括临床与胃镜下好转的报告。UDCA 能显著改变胆汁酸的组成，增加胆汁酸中无毒性 UDCA 比例，拮抗疏水性胆酸的细胞毒性。剂量为每日5～10mg/kg体重，分3～4次服。

如能根据患者具体情况，综合选用以上措施，疗效比单一方法为好。

❾ 再别乱上添乱了！

——慢性胃病慎用的药

慢性胃病包括胃、十二指肠溃疡、萎缩性胃炎、浅表性胃炎、胆汁反流性胃炎等，是消化系统常见病，尤以各种胃炎为甚，占到胃镜检查者 80% ～ 90%！

◎胃黏膜受伤了

慢性胃病病因虽然各不相同，临床表现也有差异，但有着相同的损害：胃黏膜保护机制不同程度被削弱了，甚至黏膜也变得不完整了，就像用久了的轮胎变薄了，甚至出现了"窟窿"。

原来健康的胃黏膜，上皮细胞排列规整、结构紧密没有空隙，接近胃腔的最外层有能减少摩擦的黏液。黏膜能分泌中和胃酸的碳酸氢钠。黏膜下层有丰富的血管网，能供应充分的氧气与营养物质，保证病变能快速修复、细胞能及时更新等。细胞内的前列腺素就像一个指挥官，准确、快速地调控、指挥这一完整的保护修复体系。

然而健康的胃，还存在着一股与保护系统对抗的势力——盐酸与胃蛋白酶攻击系统，盐酸的浓度足以溶化小铁钉，胃蛋白酶发威时，丝毫不讲客气：胃黏膜自身的蛋白质也能被消化！所幸的是，保护体系有足够的力量来保护胃黏膜！

◎提防"小三"们

一旦某些外来药物"第三者"介入，就会打破这种平衡。

这些药物有的损害保护系统：减少黏液分泌，或者分解黏液，使黏液变性；有的"第三者"破坏完整的细胞结构，制造"裂口"；更有的直接对"修复指挥官"——前列腺素下毒手，削弱或瘫痪保护系统。

还有一些药物则是给破坏势力"加油"：或刺激胃酸大量分泌，而胃蛋白酶在强胃酸鼓动下会更加"为所欲为"；或加强胃蛋白酶的浓度。

如果胃黏膜完全健康，还能抵抗住这些"外来势力"的捣乱，而慢性胃病的胃黏膜本来就疾病缠身，一旦保护系统遭"小三"破坏，攻击势力又猖狂，原来的病变必然就会进一步恶化：炎症不断向广度、深度发展；溃疡被盐酸和蛋白酶腐蚀得越来越大、越深，甚至破坏血管造成胃出血；修复过程缓慢甚至无法修复；患者原有症状必然加重，甚至出现新症状……

由此可见，慢性胃病患者一旦用药不慎会带来一些意想不到的恶果。

现将这些"第三者"曝光，以便引起大家警惕！

消炎止痛药：常用于关节炎、类风湿、软组织损伤、风湿病、心血管病及退热。包括：消炎痛、炎痛喜康、萘普生、布洛芬、优布芬等，还有阿司匹林。

常用度：★★★★★

最近有报告提示，幽门螺杆菌感染者服用此类药物发生溃疡病的风险要高2～6倍！

肾上腺皮质激素类：常用于抗过敏、肾病、血液病、内分泌病、休克抢救等。药物有：强的松、地塞米松、氢化可的松、醋酸可的松等。

常用度：★★★

促进盐酸、分泌蛋白酶类，治疗高血压病药物：包括：胃酶合剂、稀盐酸、胃蛋白酶、利血平、降压灵、组胺、烟酸、五肽胃泌素等。

常用度：★★

其他类：有维生素D（治疗骨质疏松）、盐酸布酚宁、脑脉康（扩血管用）、谷维素（神经症用）、镇静安眠用的水合氯醛等。

常用度：★★

以上这些药物偶尔用一两次，也许无大碍，大量或长期用药时就要多一个心眼了！必须用某类药物时，可请医生选择其中不良作用较小者，使用期尽量不要太长。在不影响疗效的前提下，也可并用某些保护药，尽量避免空腹用药，都是有益的举措。

⑩ "懒惰胃"是怎么回事?

◎谁给起了这个好名字

"消化不良"拉丁文原意是懒惰胃,不好好工作的胃。

上腹部疼痛、不适,且持续4周以上,可伴有腹胀、早饱、嗳气、厌食、烧心、反酸、恶心、呕吐等症状中的一项或几项,就可称为消化不良。因此,消化不良是一组临床症状,就像发烧、咳嗽一样,而不是一种独立的病,可以出现在许多疾病中,例如肝炎、糖尿病、溃疡病,乃至消化道肿瘤,等等。正因为多见,牵涉面又宽,所以不容忽视。

◎分清两类消化不良很重要

消化不良可分为两大类,一类是功能性消化不良。指的是常规检查无阳性发现的消化不良,这类病人占总数的60%～70%;另一类是器质性消化不良,指的是常规检查有阳性发现的消化不良,有30%～40%的病人属于此类。打个比方说,功能性消化不良就好比一台机器运转虽然不怎么好,但组成这台机器的零件并没损坏;而器质性消化不良则不同,就像是组成这台机器的某些重要零件损坏出了毛病,整台机器自然不会运转自如了。器质性消化不良常是严重疾病的一种症状，更值得人们注意!

许多严重的疾病可引起器质性消化不良，如食管癌、溃疡病、胃癌、肠癌、胰腺炎、胰腺癌、肝炎、肝硬化、肝癌、尿毒症、糖尿病等。因此，如果能早期确诊器质性消化不良的原因，有可能早发现许多重要疾病，获得及早治疗。

◎功能性消化不良的类型与慢性胃炎

根据临床症状，功能性消化不良有4个类型或4类主要表现:①运动障碍型:表现为餐后腹胀、胀气;②类似溃疡型:以疼痛、反酸为主;③类似反流型:以烧心、反酸为主;④非特异型:症状表现多不明显。笔者曾总结了17个国家功能性消化不良病例情况，有趣地发现，多数亚洲人主要以运动障碍型消化不良为主，欧美人主要以类似溃疡型和类似反流型为主，这种差别或由于饮食和生活习惯不同所致。

消化不良与慢性胃炎有什么关系呢? 这是一个问题的两个方面，消化不良指的是一组临床症状，而慢性胃炎是一个病理学诊断。

◎怎样治疗功能性消化不良

治病先寻因，找到了病根，才能连根拔除。

功能性消化不良的原因目前还未完全弄清，但肯定直接与胃排空功能下降有关(50%以上病人如此)。此外，也与胃窦部、幽门、十二指肠的运动失调有关。精神因素也很重要，大喜、大悲、恐惧、焦虑、长期精神紧张都会引起消化不良，恐怕人人都有过这样的体验。幽门螺杆菌感染、内脏感觉过敏与神经调节异常都是可能的因素。有医生曾做过这样的试验，正常健康人一次饮水400mL并不会产生任何不适，而消化不良患者，饮200mL水就觉得胃胀得不适了，差别十分明显。

重要的是，必须先做一些必要的检查来判断是器质性还是功能性消化不良，包括胃镜、B超、血常规、血沉、大便隐血实验，此外，根据病情选择做肝、肾功能，甲状腺功能的检查，腹部CT等有时也是必要的。

治疗功能性消化不良，患者首先要改变不良的生活习惯，如戒烟、酒，建立健康的生活方式，生活规律，不要过度劳累。食物以低脂软食为佳，少吃损伤胃的药（如磺胺、止痛药、红霉素类）。如果是功能性消化不良，医生应该对患者进行详细耐心的解释，特别要说明不是癌症，也不会发展成严重疾病，帮助病人树立起信心。

在药物治疗时应选用：①促胃肠动力药：胃复安、多潘立酮（吗丁啉）、西沙必利可在医生指导下服用；②抑酸药：如甲氰咪胍、奥美拉唑等，对反酸、烧心的病人可加用其中一种；症状顽固、久治不愈、有幽门螺杆菌感染者，可考虑科学地根治细菌。

器质性消化不良患者，找出病因最重要。应该根据病因，采取积极的针对性治疗，或手术，或药物治疗。如果只控制症状，非但无效反误大事！

⑪ 给消化不良亮"黄牌警告"

◎消化不良是世界病

在消化科的病患者中，再没有比消化不良的症状更为常见了，它虽然不算严重，但却影响人们的生活质量。据调查，有31%的英国人在5年内有过消化不良，36%的美国人在一生中有过消化不良，而澳大利亚是34%，也就是说，每3个人中就有1个正在患病或有过消化不良。据统计，来我院消化科门诊的患者，至少有38%是因消化不良。难怪权威医学家惊呼：消化不良仍然是一个挑战性问题！为此，近年来国际上组织过许多次专题讨论会，如伦敦（1991）、雅典（1992）、曼谷（1992）、巴塞罗那（1993）……

◎认识器质性消化不良

消化不良并非一种独立的疾病，而是一组症状，就像我们常常碰到的发热、咳嗽一样。消化不良可以由许多原因引起，几乎囊括了所有的常见消化病，最重要的有食管癌、反流性食管炎、胃炎、消化性溃疡、胃癌、胆石症、胆囊炎、胰腺炎、胰腺癌、肝炎、肝癌、肝硬化、吸收不良综合征、结肠或小肠的癌肿等。

除消化道疾病外，全身疾病（如尿毒症、糖尿病等）、各种感染，乃至某些药物也可引起消化不良。

上述这类消化不良的原因已经明确，称为器质性消化不良，抓紧对原发病进行治疗是关键。

◎完全不同的功能性消化不良

另有相当一部分消化不良的患者，经常规检查，并未发现上面列举的那些器质性疾病，这些患者为病魔所缠，辗转求医，有些病情也并不轻。在北欧的冰岛、丹麦医院中，这类患者高达 23% ～ 64%，在东非与南非为 30% ～ 62%，亚洲更常见，日本与新加坡，分别是 35% ～ 42% 与 45% ～ 57%。绝大多数学者认为，常规检查至少应包括近期内的胃镜检查和 B 超检查，或加上钡剂灌肠和一些全身疾病的检查，因为胃镜检查可以基本排除上消化道多种常见病；B 超对肝、胆、胰腺的重要疾病，常可首先提供线索。经以上这些检查无重大发现的，称为功能性消化不良（或非溃疡性消化不良），以便和前面讲的器质性消化不良进行区分。

功能性消化不良的确切原因尚未完全清楚，可能与胃肠道运动功能障碍和神经系统敏感性关系密切，而与胃酸分泌关系不大。

◎黄牌上警告了些什么

读者们不难理解，这样区分消化不良，对指导自我保健与医生临床诊疗意义重大：不放走"大病"，又可解除患者的疑虑。但是，如何区分器质性与功能性消化不良，显然是关键所在。多年来，广大临床医生积累了丰富的经验，他们提供了报警信号，也就是说，任何一位消化不良的患者，如果出现了下述任何一项警报信号，就提示器质性消化不良，警报信号愈多，危险性愈大。这些信号是：

（1）近期内新出现的消化不良症状。

（2）消化不良症状进行性加重。

（3）消化不良出现在 45 岁以上。

（4）伴有不能解释的进行性消瘦或贫血。

（5）有吞咽不利的感觉。

（6）大便发黑，隐血阳性，或呕吐物中有咖啡渣样物或血迹。

（7）疼痛放射到肩部、背部。

（8）出现黄疸。

（9）同时有不明原因的发热。

（10）自己或医生摸到腹部有包块。

原来诊断是功能性消化不良，出现上述信号时，同样应予重视，说明病情可能有了重大变化！

认识消化不良，注意警报信号，这就是结论。

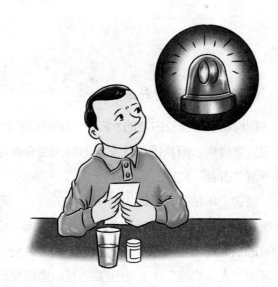

⑫ 1 亿 4 千万人的溃疡病

◎说它古老可又年轻

据说在解剖埃及古老的木乃伊（注：保存完好的干尸）时，发现过溃疡病，而我国汉代女尸的解剖也有类似所见，此病不可不谓"古老"矣！

说它"年轻"，是因为对溃疡病的研究，近十几年来有许多新发现和进展，例如特效药甲氰咪胍、奥美拉唑的开发，使80% 的病人可望在 4～8 周内治愈（和过去漫长的治疗相比，真可谓"大大提速"）；更重要的是，重新发现胃内的一种细菌——幽门螺杆菌，就是此病的"元凶"。

说溃疡病年轻还有另一层意思，就是在我国越来越多的青年人患此病。笔者与同事们曾在陕西省关中和陕南地区十几家医院连续观察 2 万多名患者长达 10 余年，发现患者的平均年龄 10 年中年轻了 3～4 岁，尤其是十二指肠溃疡病人年轻化更为明显，与我国人口总的趋势——老龄化正相反。难道不值得我们关注吗？

1992 年笔者曾应马来西亚消化学会之邀前往讲学，在题为"中国溃疡病流行病学动态"报告中，第一张幻灯片就是一个算式：1 000 000 000（10 亿）× 7% ＝ 70 000 000（7 000 万）。在座的马来西亚专家们一片沉默，脸上呈现出困惑不解的表情。我立即解释道：10 亿是粗估的中国成年人口数，7% 是中国医生在山东农村为一般成年人普查胃镜发现溃疡病人的比例，7 000万就是中国现有患者（测算值），实际上可能比这个数字还要大些，因为城市人口发病率比 7% 高，在 9% 左右；未成年人也有患溃疡病的，都未计算在内。马来西亚的专家们惊呼：这个数字是马来西亚总人口数的 7 倍！据各国报道，在世界多数国家、地区发病率是 10%。那么全世界溃疡病有多少呢？

◎怎么会得上溃疡病的？

溃疡就是从食管到直肠的胃肠道某一部位内层（黏膜）缺损了一块，很像我们平时常见的口腔溃疡，不过要深得多。根据其所在部位，分别称为胃溃疡、十二指肠球部溃疡、直肠溃疡等。十二指肠溃疡与胃溃疡多见，因为二者和自身消化有关，所以又称为消化性溃疡病。

溃疡病是如何发生的，还未完全清楚，但近 10 年来有许多新的观点：

在某些遗传背景和环境因素前提下，患者感染上了幽门螺杆菌，从口进入体内的这种特殊细菌，紧紧贴附在胃肠黏膜表面，因为它钻在黏液层的下面，本身又不断产生碱性的"氨"，犹如云彩把它包住而免遭胃酸的杀害；另一方面，它不断放出多种毒素破坏原来完整无缝的胃肠黏膜，黏膜的完整性被破坏，随着细菌及毒素这些"不速之客"的入侵，黏膜就出现了炎症。一旦胃肠黏膜出现了炎症这一类"漏洞"，胃内盐酸（浓度高达 0.17N）和消化蛋白质的多种酶类乘机大肆破坏，消化起患者自身的胃肠黏膜来（因为人的胃肠黏膜也是可消化的蛋白质，只是健康时无缝可击），正像已有渗漏的大堤面对滔滔洪水，渗漏会变成缺口，这缺口就是溃疡。要论罪，幽门螺杆菌是重要"元凶"，而胃酸、蛋白酶类则是杀手。

然而，事情并非如此简单，还有多种因素可能参与溃疡病的发生，如遗传背景。医学家们报道，父母一方患有溃疡病者，其子女患病的可能性比父母无病者要高 30% ~ 40%；孪生子（双胞胎）大多可同时有溃疡病的发生。此外还有其他因素，我们将在防治一节中来谈。

◎科学治疗很重要

如果没有并发症，溃疡病并不十分险恶，但慢性经过缠人恼人烦人，影响人们的生活质量。合理的治疗应包括 4 个方面，缺一不可：

抑制胃酸是关键：病人最常见的症状——腹痛、反酸、烧心等无一不和胃酸的刺激有关；另外，溃疡的修复、愈合也直接和胃内酸度减低及低酸维持的时间

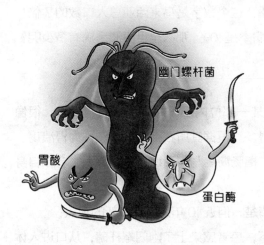

幽门螺杆菌

胃酸

蛋白酶

有关。溃疡长不好，症状难以消除。

目前常用的有效抑酸药有：甲氰咪胍、雷尼替丁、法莫替丁等，而起效更快、更强、持续时间更久的有：奥美拉唑、兰索拉唑、泮托拉唑等，这类药物一般要服4～6周，视溃疡种类及病情而定，有紧急情况还可用其注射剂。药物一般较安全。

优化溃疡愈合质量很重要：如果把溃疡的愈合比之为防洪堤缺口的修复，溃疡愈合的质量就好比修复工程的质量，不同的治疗药物修复质量有优劣之分，愈合质量优的溃疡，以后能较好地抵抗胃酸的腐蚀，再次复发也少。

常用药物有：硫糖铝、胶态铋、麦滋林等，可与抑酸剂配用，具体应在医生指导下进行。

根除幽门螺杆菌不可少：如果有幽门螺杆菌，就要根治。根治了"元凶"后，溃疡复发率大大下降，溃疡出血这一最常见的并发症也明显减少，甚至发生幽门梗阻的机会也会随之下降。

根治幽门螺杆菌目前还是采用口服药物的方法。原则上是强力抑酸剂加一种或数种抗生素，或者铋剂，即所谓二（或三，或四）联疗法。常用抗生素有阿莫西林、克拉霉素、甲硝唑、四环素、痢特灵等，应在医生指导下使用。目前科学家们正在研究幽门螺杆菌疫苗，已经取得了可喜的进展，不远的将来，治疗和预防这种细菌感染将简单得多。

力减损害胃黏膜的诸因素：已有证据表明，螺杆菌感染加上损害胃黏膜的药物，溃疡病的发生加倍！

力减损害胃黏膜诸因素和药物治疗同等重要，已知这些因素包括：吸烟，长期服用阿司匹林或其他消炎镇痛药（炎痛喜康、吲哚美辛等），某些抗生素如红霉素、四环素等。长期精神紧张、焦虑等会造成神经内分泌和免疫功能的失调，也应努力避免。

⑬ 预防溃疡病要命的并发症

有人说"胃病烦人，但死不了人"，此言差矣！以溃疡病为例吧，虽不会直接造成死亡，但其并发症却可置人于死地。何况有些患者的溃疡病一开始就以凶险并发症的面孔出现，常为人所不知。本文希望通过真人真事告诉读者如何认识及预防这些要命的并发症。

◎预防从小事起：认识出血的表现

出血：王老师晕倒在坐便器上

王老师是数学教师兼高三班主任，平素经常"胃痛"，服点胃舒平也能解决问题。为了给同学们高考作准备，他不但补课，还改模拟试卷，十分忙碌。晚上失眠了，胃痛也加重了，服药也无效，他仍坚持工作。某晨，从不迟到的王老师没来上课，打电话到宿舍也无人接。师生们破门而入，只见王老师斜靠在坐便器上，大汗淋漓，面色苍白，便池内尽是黑乎乎沥青样稀便。送到医院时血压极低，被诊断为溃疡病所致失血性休克，估计出血量在 1 500mL 以上。

医生的话

上消化道出血位居溃疡病并发症之首，也是溃疡病致死的第一原因，对老年人威胁尤大，近年来虽有新药推出，但并未降低其发生率！出血原因是溃疡侵蚀了胃或十二指肠的血管，若侵及小动脉，则尤为凶险！ 20%～30%溃疡病人都有过不同程度的出血，除了像王老师这样的便血外，还可以呕血。出血病人在出血前往往疼痛加重，一旦出血发生反而不痛了，这是很特别的。

健康处方

（1）避免精神过度紧张与劳累。大量临床资料证明，出血常发生于紧张与疲劳的情况下。

（2）溃疡病人不宜使用消炎止痛类药物（如布洛芬、阿司匹林、炎痛喜康等）和肾上腺皮质激素类药物（如地塞米松、氢化可的松等），非用不可时，应与雷尼替丁等并用。

（3）戒酒。新近确切的研究表明，乙醇也是引起出血的重要因素之一。

（4）根治幽门螺杆菌，可使出血的发生率大大降低，甚至以后不再发生出血。但对细菌阴性的病例无用。

（5）养成便后观察大便颜色的习惯，特别是症状加重时更要注意，以便及早确诊、治疗。

◎预防从小事起：认识穿孔的表现

穿孔：刘师傅突发剧烈腹痛

刘师傅患十二指肠溃疡已多年，从未系统治疗。最近胃镜检查时医生告诉他，溃疡不但仍处在活动期，且大而深。这天，他突然出现与平日不同的剧烈上腹痛，

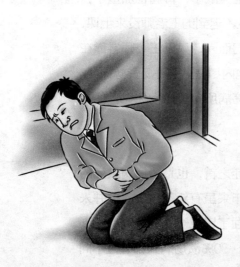

走路活动时加重，只好躺下蜷曲着双腿。摸起来腹硬如木板，急诊手术证实为十二指肠溃疡穿孔。

医生的话

据统计，有5%～15%的溃疡病患者可能发生穿孔，十二指肠溃疡比胃溃疡更易发生穿孔。但近年来由于有效药物的使用，穿孔发生率有逐渐下降的趋势。穿孔有急性、亚急性、慢性（穿透）三种，都是溃疡穿透了胃壁到达

腹腔，结果形成腹膜炎。发生穿孔应及早外科处置。

健康处方

（1）和上消化道出血一样，资料表明，精神紧张、劳累、失眠、吸烟、饮酒、药物（消炎止痛类、肾上腺皮质激素类）均是诱发穿孔的原因，应努力避免。

（2）首次发现溃疡要正规彻底治疗，有菌时应根治幽门螺杆菌。

（3）饮食过饱、重体力劳动使腹压增加，可致穿孔，应该注意防止。

（4）一旦疑有穿孔，应立即禁食、禁饮，免得胃内容物进入腹腔，加重腹膜炎。

◎预防从小事起：认识梗阻的表现

梗阻：周司机呕吐隔夜食

出租车司机周某，饮食不规律，有胃病已10余年，经胃镜确诊为十二指肠溃疡，从未系统正规治疗，腹痛症状时好时坏。春节期间特忙，周师傅却出现了呕吐，常将当日餐或前一天的食物吐出，带有很重的酸臭味。呕吐后能舒服一阵，但过几天又犯。住院后诊断为十二指肠溃疡合并幽门梗阻。

医生的话

活动性溃疡→结疤→复发→新疤形成，如此反复，可形成坚硬的瘢痕组织，就像平日外伤后形成的瘢痕疙瘩，瘢痕形成及收缩可将原本狭窄的幽门、十二指肠球部堵塞，使食物不能进入小肠。结果食物和水分潴留在胃内，严重时只得吐出以减轻胃的压力。久之，因缺乏营养，病人可以出现消瘦、营养不良、脱水及电解质平衡失调。此类梗阻非手术不能解决问题。

幽门梗阻也可由于病变部位的水肿、痉挛而发生，属于急性过程，内科治疗不能解决问题。

健康处方

（1）初次发现溃疡就要认真治疗，务求彻底高质量愈合。

（2）愈合后还要避免引起复发的诸因素，如幽门螺杆菌感染、吸烟、过多服用消炎止痛药、过度劳累等。

（3）在医生指导下维持用药，溃疡复发和发生梗阻的机会也会相应减少。

⑭ 吸烟就能引起溃疡病

◎ "烟毒"是如何跑到胃里去的

老张因近来工作不顺心，香烟一支接着一支地吸个不停，烟圈一个接一个地吐个不住……

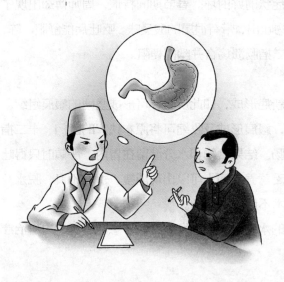

本以为吸烟可解闷祛烦，没料到，好久没犯的胃痛又犯了起来，服了一些甲氰咪胍也不见效，只得到医院找李大夫看病。

李大夫见他仍然不停地吸烟，就对他谈起吸烟能引起溃疡病的道理来……

老张困惑不解："吸烟是将烟吸到气管、肺里去的，怎么也会引起胃肠的溃疡病呢？"

李大夫说："不错，烟大部分去了呼吸道，但化学分析证明，一部分直接跑到了胃里，吸收到血液里烟的毒素，又可以从血液循环到达胃，怎么躲得过去啊！"

◎ 吸烟强化破坏力度，削弱保护力度

"哪些属于破坏因素呢？"老张问道。

李大夫说："对失去自身保护力的胃肠道黏膜，胃分泌的盐酸，有相当的损害力；胃产生的胃蛋白酶，也有消化作用；十二指肠液与胆汁中的胆酸盐，对胃黏膜有损害，只是平时它们被幽门这个'闸门'闸住，不能倒流入胃；胰腺分泌的卵磷脂在一定条件下，也可变成损害胃的成分……"

李大夫接着说道："人在健康时，体内有对抗破坏因素的保护因素，包括排列整齐、健康的黏膜细胞层，结构完整无缝可钻。黏膜层上有薄薄一层碳酸氢钠，这是细胞自己制造的，可中和胃酸。再往上，在碳酸氢钠层外，还有一层不流动的黏液层，像床罩一样罩住胃黏膜，使它不直接接触胃酸，其成分是硫酸黏多糖。这一套保护体系，是由细胞制造的前列腺素来精确调节的。"

"那吸烟又怎么啦？"老张紧跟着问道。

"一吸烟，平衡就被打破了。烟中的尼古丁通过血液到达胃肠道，能降低括约肌的压力，'闸门'一开，十二指肠中的胆汁和胰液就反流到胃中起破坏作用。尼古丁本身对胃黏膜有微小损害，使得原来胃中的胃酸和胃蛋白酶有了可乘之机，自身消化就发生了。烟草中的亚硝酸盐和苯胺类衍生物可导致溃疡。在这些因素的综合作用下，胃的防线被攻破，胃溃疡就发生了。

吸烟本身不但可促进胃酸的分泌，减少能中和胃酸的胰液（碳酸氢盐）分泌。吸烟还促使胃蛋白酶分泌增多，这些作用综合的结果加强了对胃黏膜消化的力度。幽门螺杆菌的毒力使胃肠黏膜'生病'，更为这些破坏因素创造了'肆虐'的条件，十二指肠溃疡也就难以避免。"

老张渐渐明白地说："吸烟就是一柄双刃剑，一面削弱保护因素，一面加强破坏因素，怪不得我的胃痛这么重。"

李大夫笑着说："比喻恰当！"

◎先戒烟，再开处方

根据我国流行病学的调查材料，吸烟者发生溃疡病的危险性，比不吸烟者高 3 倍以上，吸烟日支数越多，年数越长，发生溃疡病的危险性越大，有数量级的关系。根据笔者的研究，我国男性溃疡病的 38%～41%、女性胃溃疡的 11%～12% 是由于吸烟引起的。也就是说，如果不吸烟，将有 1/3 的男性和 1/10 的女性患者免于溃疡病之苦。这是一个多么好的事啊！

　　李大夫最后说："英国有一位著名的消化病专家曾经风趣地说：'如果吸烟的溃疡病人找我看病开处方，我首先的处方是：立即戒烟！做到了，我再开药方。'这话是很有道理的。吸烟不仅可以引起溃疡病，还能大大减低药物的疗效，使溃疡长期得不到愈合。老张，你看怎么办？"

　　老张猛地掐灭了手中的香烟，狠狠地扔进了烟灰缸，站起来说："戒了！"李大夫拿起处方笺，笑眯眯地开起了处方。

⑮ 防止溃疡病复发的诀窍

有一位在某公司做财务部经理的中年人来找笔者看病，他的太太也陪着一起来了。

原来，在两年前，每到快吃饭的时候，他的胃部就出现难忍的疼痛。后来，他在某医院做了胃镜检查，医生的诊断是"十二指肠球部前壁活动性溃疡"，第2天就开始服用"奥美拉唑"。用病人自己的话来说，这药"真神"，纠缠了整整1年的胃痛，服药后第2天就完全消失了。他按照医生的吩咐，连续服药4周，从未间断，复诊时得到了医生的表扬，只是医生动员他进行胃镜复查时，他婉言拒绝了。

近1个月来，公司的财务结算工作非常紧张，作为部门的头头，自当"冲锋在前"。何况税务部门三天两头来电话催，他只得带着一班人马日夜加班加点。

接连干了几天，他觉得胃部突然又疼了起来，疼痛的性质同2年前犯病时一样。这几天工作一忙，他就少不了要吸一支烟提精神，可是他发现，只要一吸烟，胃痛就会加重。后来实在痛得受不了，就来到了消化专科门诊。

笔者让他再做一次胃镜检查，并做了幽门螺杆菌检测，结果为强阳性。检查结果一出来，病人觉得不可理解：为什么和2年前患病时的胃镜检查结果一模一样呢？

笔者同事廖教授告诉他："你的溃疡病复发了。"

"不是已经治好了吗？"患者问道。

廖教授耐心地告诉他，复发是溃疡病治疗过程中的一块"拦路石"。

几十年前，不论是服用什么样的药物治疗溃疡病，当溃疡愈合后，只要一停药，3个月内就有1/3的病人会复发；1年之内，将近80%以上的病人旧病复发。

复发，意味着前功尽弃，治疗还得从头开始。

廖教授接着说："最近这十几年来，克服溃疡复发的研究有了很大的进步，为病人带来了好消息，但是这个问题并没有彻底解决。"

患者问道："如何防止复发呢？"

廖教授笑笑，接着说："我把预防复发的措施，拉出一个清单，你不妨自己对对号。"

◎要根治幽门螺杆菌（Hp）

患者有无幽门螺杆菌感染，胃镜检查的同时就能知道。在做胃镜检查的时候，医生要从病人的胃壁上取下小米粒大的一块胃黏膜，放在一张特殊的试纸上，如果有这种细菌存在，在1min之内，黄色的试纸就会变成粉红色，这时候医生就会在报告单上注明有没有检出Hp：加号，表示有幽门螺杆菌感染；减号，表示没有查出幽门螺杆菌。

"那么，我有没有感染上幽门螺杆菌呢？"病人焦急地问道。

"请让我看一看你上一次胃镜检查的结果。"廖教授说道。

病人立即将2年前的胃镜检查报告单递了过去，但是上面却没有这一项记录。

廖教授说："这件事不怪你，按说患有溃疡病时必须检查有无幽门螺杆菌，但是，有些患者不愿多花钱，其实，也就是三两元钱，不肯检查这一项，结果吃亏的还是患者。现在已经查明，幽门螺杆菌是溃疡病发病的'元凶'，60%～90%复发，祸根在此。如能彻底根治1年之内的复发率只有10%左右。"

这时，患者的太太搭了腔："应该怎样根治这些讨厌的细菌呢？"

在一旁的李教授说："还是采用口服药物的方法。原则上是使用一种强有力的抑酸药，如奥美拉唑或兰索拉唑，另外再加上一种或数种抗生素，如克拉霉素、羟氨苄青霉素、甲硝唑、四环素或铋剂等。"

"我听说治疗溃疡病有二联疗法、三联疗法和四联疗法，是不是……"患者感兴趣地问道。

"不错，就是指这种治疗方法，可惜您上一次治疗前没有检查幽门螺杆菌，也没有进行根治，所以复发了。"廖教授遗憾地说。

◎愈合力求高质量

她接着说："防止复发的第二条，是要讲求溃疡愈合的质量。如果把溃疡的愈合比喻为防洪堤缺口的修复，是否会再发生缺口显然与修复质量的高低有关。不同治疗溃疡药物，愈合病变的质量也不相同，有的愈合快，质量却逊一筹；有的愈合虽然慢，质量却显上乘。"

"哪些药物修复溃疡的质量较好呢？"患者急忙问道。

"现在已经知道硫糖铝、胶体铋、麦滋林等，愈合质量较好，可以选其中之一与抑酸剂配合服用。你好像没有服用过这些药物吧？"

患者摇了摇头。

"超声胃镜观察最能判断愈合质量高低，愈合优良的溃疡，黏膜各层都修复得整整齐齐，较能抵御不良因素的侵袭。"

这番话说得病人有些不好意思，李教授忙说："这不怪患者，医生没有做好细致的解释工作有责任啊！"

◎戒烟酒　慎用药

"戒烟不仅是预防复发的第三招，也是防止新发溃疡病的措施。吸烟不仅可增加胃内酸度，还会削弱胃黏膜的防御功能。最近，香港大学的医生们发现，烟草内的萜类物质能直接引起溃疡。我们的研究也表明，吸烟是我国当前引发溃疡病的重要因素，如果我国的烟民能彻底戒烟，男性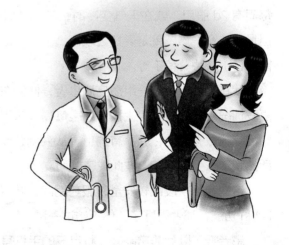的溃疡病至少能减少三成，女性的溃疡病可减少一成多。发达国家由于开展了卓有成效的禁烟活动，新发的溃疡病人数明显下降，而我国的溃疡病发病数却在不断上升，烟民增多是重要原因之一！"

李教授接着说道："您最近工作忙，烟也吸得多了起来，这肯定是一个重要的复发因素，希望夫人今后管严一些。"太太苦笑说："他也得听啊！"

"除烟以外，长期服用阿司匹林及镇痛药物也是促使溃疡病复发的原因，常见于心血管病人、上了各种支架或慢性骨关节病的病人。我在澳洲工作期间，见到不少老年性溃疡的病人，而且大多是女性，服此类药者高达80%。这类药物直接抑制保护胃黏膜的主角——前列腺素的生成。我国的老年人越来越多，服用这类药的人相当多，也要注意这方面的问题。"李教授说。

◎精神、体力勿过劳

廖教授接着补充说："我还要补充两点，一是要避免长期精神紧张和刺激，因为这些不良因素可以扰乱人体内分泌调节功能，降低人体的免疫能力而促使发病。第二次世界大战期间，希特勒统治的德国对欧洲许多国家狂轰滥炸，各国的空袭警报频繁拉响，人们整天处在紧张、焦虑、恐怖之中，所以这段时期也是欧洲有史以来溃疡病发病率最高的年代。欧洲的老医生和我们谈起来，至今记忆犹新。

二是可在医生的指导下持续或间断服用抑酸剂，间断服用时也要有规律，如每周有2d服用，或在天气变冷时，工作忙碌时，这样可大大减少复发的机会。但是要注意一点，就是要持之以恒，不能半途而废。常用的药物有：奥美拉唑、雷尼替丁、法莫替丁等。

我在国外曾见过一组溃疡病患者，他们在医生的指导下维持治疗了两三年，复发情况明显好转。医生按计划表每隔一两周给患者打一次电话，询问病情，指导治疗或做必要的化验。有的患者从来没见过负责这项工作医生的面，却通过电话熟悉了医生的声音，彼此成了好朋友。

这些药物一般比较安全，服药期间，若每月查1次血常规，每2～3个月查1次肝功能，那就更好了，你不妨试一试。"

患者听了以后非常高兴，将自己的手机号留了下来，表示愿意在这次彻底治愈后参加维持治疗观察组。教授们给他拟定了三联根治幽门螺杆菌的方案，以及其他一些治疗措施。

16 自控疗法
——调动自我积极性防复发

◎多年的"拦路虎"

复发是溃疡病多年来治疗的"拦路虎"。一些患者在吃了足够量、足够疗程的药后，经钡餐或胃镜检查也证实溃疡已经愈合，然而好景不长，一段时间后，症状重新出现。据统计，溃疡病患者每天服药连续1年以上，年复发率仍在20%左右；若是间歇服用药物，年复发率高达80%。

溃疡病复发，尤其是多次复发后，患者生活质量下降，工作、学习受到影响，药费开支大大增加，发生出血、梗阻等并发症机会增多。因此，患者和医生都希望有一种更为简便、有效的减少复发的方法。如今，一种被公认的防止溃疡病复发的"自控疗法"问世，给患者带来了福音。

◎自控疗法有优点

自控疗法是在患者自觉症状出现后，或某些特殊情况下，估计可能会出现溃疡症状时，自己服用抗溃疡病药物以预防溃疡复发的方法。自控疗法疗效肯定，与每日服药的长期维持治疗的疗效相近，这在英国、美国、挪威、荷兰、澳大利亚等国大量病例观察中得到证实。自控疗法的优点可以概括为"三无"：无须频繁地看医生——调动患者的积极性、主动性；无须多次去医院做胃镜或钡餐透视等检查——以症状为中心决定用药；无须长时间服药——节省开支。

◎实施有细则

患者采用自控疗法的条件是：治疗必须正规、彻底，即胃溃疡的治疗不少于6～8周，十二指肠溃疡的治疗不少于4～6周，经胃镜检查或钡餐透视证实，溃疡已经愈合；幽门螺杆菌彻底根治；能保持生活规律，不过度紧张、劳累，能戒烟、酒，慎用抗炎镇痛类药物。

◎方法

采用自控疗法，患者可在自觉症状出现时或预知某些情况下会出现症状时，立即服药1次，下次服药移至每天晚上，服药至无症状后可自行停药。具体药物如下（可选其中之一）。

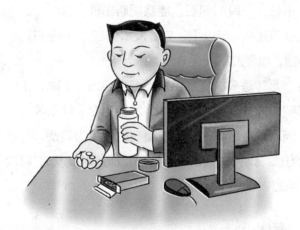

甲氰咪胍（西咪替丁）400mg，每晚1次，如果需要可再服1片（400mg），但每日不应超过800mg。

雷尼替丁150mg，法莫替丁20mg，服法同上。

硫糖铝0.5g，每日3～4次，饭前服。

以前用何种药物治愈溃疡的，自控疗法应采用同一种药物，但剂量减半。

上述几种药物比较安全，但偶有腹泻、腹胀、口干、皮疹，甚至白细胞下降、转氨酶升高等不良反应，应定期检查，如有这些情况出现应及时就诊。此外，上述药物不要与治疗哮喘的茶碱类药物和抗惊厥药物如安定、巴比妥类药物合用，以免出现药物相互作用。

◎不宜采用自控疗法者

下列溃疡病患者不宜采用自控疗法：

（1）60岁以上的老年患者，因症状多不典型，不足为据，且溃疡恶变的可能性较大。

（2）伴随有心、肺、肝、肾功能不全或其他严重疾病者，因病情复杂，用药种类较多，易发生药物相互反应。

（3）有出血或穿孔病史者，因有过一次出血，再次出血的可能性较大。

（4）难治性溃疡。即采用正规治疗无效者，当然自控治疗也无效。

（5）1年中溃疡病复发超过2次者，因多有易复发因素存在，自控疗法难以见效。

（6）溃疡愈合期（胃溃疡6～8周，十二指肠溃疡4～6周）长于常规时间者，这类病人复发较快。

（7）以前曾使用过自控疗法无效者。

自控疗法是一种行之有效的科学治疗方法，可以在医生指导下自行应用，但它与"随便买点胃药吃"有根本区别。病人仍需至少每半年看一次专科门诊，并主动告诉医生自己的服药情况和服药效果，以便决定是继续采用自控疗法，还是改用其他方案或药物。

⑰ 治疗溃疡病药物大盘点

　　有人做过统计，当今医药市场上种类最多的首推胃药，媒体上那些广告词："胃痛、胃胀××帮忙！"连小孩也会背。这从一个方面说明：胃病常见。溃疡病，也称消化性溃疡，又是胃病中多见的一类，根据溃疡在胃肠道的位置而各得其名：食管溃疡、胃溃疡、十二指肠溃疡、吻合口溃疡、空肠溃疡……以十二指肠溃疡和胃溃疡常见度分居第一、第二位。一个部位有两个以上溃疡的叫多发溃疡，而在两处不同部位各有溃疡的称为复合溃疡。"国产"溃疡病有些有趣的特点：成年人群中7%～10%患有溃疡病；城市比农村多；南方比北方略多；南方女性患者比北方多，推测可能与吃陈大米有关。

　　治疗溃疡病的药物虽多，归纳起来不外乎以下几大类：

◎第一"家族"（类）抑酸剂

　　溃疡病的发生与愈合，都和胃酸有密切关系，处理胃酸使不少人的症状好转乃至消失。抑酸剂就是作用于产酸细胞某一特殊部位的药物，在酸未产出之前抑制其产生，其中又有两个小群：一曰H_2-受体抑制剂，因其成员名称之尾均有"替丁"（tidine）二字，权称"替丁群"吧，包括最早用于临床的西咪替丁，即甲氰咪胍（用量：800mg，每晚1次，或400mg，1d2次），尔后的雷尼替丁（300mg，每晚1次，或150mg，1d2次），法莫替丁（40mg，每晚1次，或20mg，1d2次），罗沙替丁（150mg，每晚1次，或75mg，1d2次）等。

甲氰咪胍的发现被誉为溃疡治疗上的第一个里程碑，它的使用不仅大大提高了治愈率，缩短了疗程，而且在溃疡治疗理论上有新的突破。发明者也因此而获得了诺贝尔奖金。

但是"替丁群"抑制作用不完全，酸还可从"旁门斜道"产生。副作用，特别是甲氰咪胍较多，如腹泻、腹胀、口干、白细胞下降、皮疹等。肝、肾功能不全，老年、儿童、孕妇禁用。雷尼替丁、法莫替丁相对不良反应较少。

二曰"拉唑群"，乃因其尾均有razole字样，继之而起。作用于胃酸生成的关键一步上，这关键叫氢离子—钾离子—ATP酶，简称质子泵。此群药物专门抑制质子泵，故称质子泵抑制剂。和它的长兄——甲氰咪胍相比，抑酸作用强而持久，因为切断了全部产酸过程，一切"歪门邪道"都无法产酸了。请君勿怕，一旦停药，不到2d胃酸就可正常分泌，老弟的本事高过长兄。

"拉唑群"成员有：第一名奥美拉唑（20mg，1d1次）；还有兰索拉唑（30mg，日1次），泮托拉唑（40mg，1d1次）。这一小群不但用量小，服药次数也少。不过少数可有恶心、上腹痛等，偶有皮疹，不影响治疗，但孕妇及哺乳期妇女禁用。

抑酸剂虽然作用不错，但促进缺损黏膜修复能力和质量不算尽善尽美。来补足这一弱点的则有：

◎黏膜保护剂

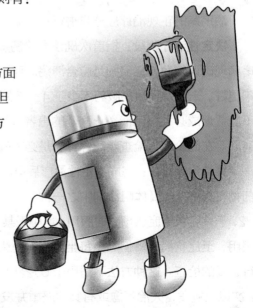

这一家族的功能是保护黏膜，一方面通过隔离作用，使胃黏膜不受胃酸、胆汁或其他有害物、药物的侵害；另一方面，家族成员都有不同程度促进胃黏膜细胞生成前列腺素，可使黏膜分泌高质量的黏液，增加氧和营养物的供应，增加血流量……达到快速、高质量的修复。有趣的是，这些药物到达胃以后能和溃疡底部蛋白质结合，形成一层牢固的保护膜，就

像钢板上刷了一层防锈漆一样，又能中和已生成的胃酸，可谓"多面手"。

黏膜保护剂的共同特点是：极少被吸收，只在局部起作用。少见的不良反应有：便秘、腹胀、舌及大便发黑（铋剂）等。常用的黏膜保护剂有：硫糖铝，1g，3～4次 d，口服；枸橼酸（或果胶）铋，1g，4次 d，用少量温开水冲服；氢氧化铝凝胶，15mL，3～4次 d，服前要将药物摇匀。这些药均应在餐前半小时服用。

◎知名度颇高的

药品由中和酸、保护黏膜药等构成，有些沿用已久为人们所熟悉，对于缓解溃疡病的症状有一定效果，但和前两类相比，药力似有不足，包括胃必治（成分为碳酸镁、碳酸氢钠、铝酸铋等）、胃得乐（成分有次硝酸铋、碳酸氢钠、碳酸镁、大黄）、胃仙优（成分有甘草酸钠、葡萄糖醛酸、氢氧化铝、二硅酸镁、牛胆浸膏、叶绿素、薄荷脑、维生素 U）及胃舒平等。

要强调的是，治疗溃疡病必须按照病情来用药，而不是"买点胃药吃，不痛不吐酸就好了"，这样的"治疗"，会使溃疡慢性化，给正规治疗带来困难，甚至促使某些并发症的发生。

◎科学治疗 分期"算账"

溃疡病的正规治疗应分步进行：

决定性治疗阶段：指首次确诊为溃疡病（不论病属何期）的患者，或原有溃疡病现确诊复发者，目的是愈合溃疡。可选用一种抑酸剂。能加上一种黏膜保护剂更好。十二指肠溃疡服药不少于 4～6 周，胃溃疡 6～8 周，老人、较大溃疡、不能戒烟或必须服用消炎止痛药的患者（如类风湿、骨关节炎等），宜延长服药时间。在此阶段，检查幽门螺杆菌是必需的前提，如阳性宜同时根治细菌。

维持治疗阶段：完成决定性治疗后可以停药。为预防复发，可采用自控方案。药物可选用 H_2- 受体阻滞剂中之一种，亦可选用硫糖铝，剂量为规定治疗阶段的 1/2，于有症状或症状预兆时服用，也可于某一固定日（双休日每周 1，4 或 2，5 等）服用，至症状消失。但最少每半年需看医生一次，告诉医生用药情况及反应，进行必要的检查。这种方法不适用于 60 岁以上老人，有出血、穿孔史者，1 年内有 2 次以上复发，久治不愈或有其他严重并发症（如心肺、肝肾功能不全）者。

18　老人溃疡病不一般

——认识"四多一少"很重要

溃疡是人类的常见病之一，世界各国医学家惊奇地发现一个共同数字：发病率都接近10%！就是说在人们的一生中，有10%左右的人患过或正在患溃疡病。那么，老年人的溃疡病有哪些特点呢？在治疗和保健上要特别注意什么呢？

◎"四多一少"为哪般

一曰胃溃疡多：溃疡发生在胃的称为胃溃疡，在十二指肠的则称为十二指肠溃疡。我国整体人群中，胃溃疡与十二指肠溃疡之比为1∶（2～4），但60岁以上老年人的情况有显著改变，即胃溃疡增多，两者比例可达1∶1，且随着年龄的增加，胃溃疡的位置逐渐移向胃的上部，即所谓"老人胃溃疡往高处走"。这种"往高走"的改变可能是由于胃黏膜随着年龄的老化萎缩区扩大上移、泌酸区缩小之故。

二曰大溃疡多：大溃疡指胃溃疡最大直径大于3cm、十二指肠溃疡直径大于2cm者。老年人中的大溃疡所占比例明显较青壮年多。如日本一篇报道统计，在39岁以下大溃疡只占15.9%，40～59岁上升至24.2%，而60岁以上高达30.4%。大溃疡较多的原因与老年人动脉硬化发生后胃黏膜血流量减少，胃黏膜萎缩性改变加重，其抵抗力、修复力减弱有密切关系。唉！溃疡病也欺负起我们老年人了！

三曰并发症多：消化性溃疡常见的并发症有消化道出血、

溃疡穿孔，幽门梗阻及癌变，老年溃疡患者发生这些并发症的机会明显比青壮年人多。以出血为例，老年患者常无腹痛而突然呕血、便血，在胃镜检查时，有近1/3的患者可见溃疡底血管显露。容易发生出血的原因可能与动脉硬化血管弹力变差有关，出血以冬季为多，或与此时易出现高血压有联系。

四曰伴发病多：根据笔者同事有对照的研究显示，老年消化性溃疡患者伴发萎缩性胃炎（病理证实）的较青壮年溃疡患者明显为多。老年人的另外一些常见病，如慢性阻塞性肺气肿、慢性肝病容易发生消化性溃疡；而另一些常见病，如冠心病，则可能给溃疡患者的处理带来不少新问题。

一少为何事：症状是指患者自感的不适，体征指医生检查患者时的异常发现。规律性腹痛，空腹时明显而于进食后缓解，夜间痛醒是溃疡病的典型症状，而老年患者这些症状常常缺乏或不典型，而只有含含糊糊的上腹部不适或消化不良。青壮年溃疡患者在出血前常有腹痛加剧，老年病人却较少见，甚至溃疡发生了穿孔，腹部也较少出现青壮年那种肌紧张、反跳痛等典型的腹膜炎体征。这些都与老年人反应性较差有关，因而也容易造成误诊。

◎知特点，重实际

第一，老年人要增强自我保健意识，要"服老"，知道自己和青壮年不同，即或有轻度不适，也要立即去医院检查。这绝非"小题大做"，乃是老年人的客观情况，亲属与家人应予理解。

第二，即使无症状，如果条件许可，不妨主动去做一次胃镜检查，可以查出无症状或症状不典型的多种上消化道疾病，包括消化性溃疡在内。智利胃癌防治专家彼德罗·劳伦斯教授每于生日做胃镜检查，以提醒自己避免遗忘，是很有科学道理的。

第三，因为老年人的大溃疡多，伴发病多，修复功能较差，所以治疗时间上应比青壮年适当长些，胃溃疡不少于8周，十二指肠溃疡6周以上。

第四，老年人胃溃疡更易复发，除了细菌阳性患者根治幽门螺杆菌之外，如无禁忌，可采用维持疗法，同时给予黏膜保护剂，对预防复发有好处。

第五，在治疗消化性溃疡时，应顾及相关疾病和全身情况的治疗与支持，这样才能提高疗效，如控制感染，改善肺气肿病人的通气功能，改善慢性肝病的肝功能等。另一方面，在治疗溃疡病的药物选择时，要考虑其对老年人其他常见病的不良影响，如合并有白内障、前列腺肥大、肠梗阻患者不宜选用抗胆碱能药物（654-2、颠茄、阿托品等）；含钠的制酸剂不宜用于有高血压患者等；需用镇静剂的，要考虑老年人特别敏感与生活安全等方面。如能在用药前检查肝肾功能，当更为安全。

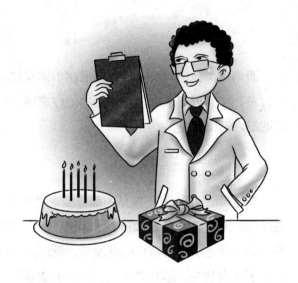

⑲ 溃疡病患者饮食指南

溃疡病（包括胃及十二指肠溃疡）常常拖延较长时间，且易复发，虽然近年来溃疡病的药物治疗有很大进展，但饮食治疗的配合仍属重要。

◎病变活动期的吃法

在溃疡活动期，并不像从前那样要求患者禁食或少食多餐，进冷流食或少渣半流食，好转后，可吃普食，但要求营养平衡。消化道出血是溃疡病常见的并发症，此时除非病人大呕血不止或处于休克状态，不必禁饮食，因为进饮食可有效中和胃酸，降低出血的危险。消化道出血的溃疡病患者，宜少量多餐，给冷牛奶、冰激凌、冰藕粉、稀饭、凉面汤，因为冷流食有促进血管收缩止血的效果，可从每次 100mL 的小量开始逐渐加量。

◎平时饮食该注意

溃疡病患者平时应按时用餐，避免睡前进食，因为睡前进食将刺激胃液分泌。应在轻松环境中愉快地进餐，"餐桌不谈恼火事"，避免精神紧张而干扰正常消化过程。边吃饭边看电视、玩手机、看书报的习惯不可取。

溃疡病患者要少用带刺激性的胡椒粉、辣椒、咖喱、咖啡、可可、浓茶等，因为它们大都可刺激胃液分泌，不利于溃疡愈合。不强调过多饮用牛奶，可根据个人的习惯、嗜好与耐受性而定，如喝牛奶后因对其中的乳糖不耐受而产生腹胀、腹鸣、腹泻，就不必勉强。

患者一定要戒烟、酒，特别是饭后抽烟和空腹喝酒，"饭后一支烟赛过活神仙"的说法有害。烟、酒不仅刺激胃液分泌，烟中类似萜类化合物还可引起新的溃疡。流行病学研究证明，烟、酒还是引起溃疡病出血的主要原因。

摄入某些食物及饮品后引起上腹部疼痛、不适，就不要吃。这方面因人而异，应根据自己情况决定。

溃疡病患者用药也要注意，不要用阿司匹林、索米痛片（去痛片）、吲哚美辛（消炎痛）、抗炎松等止痛药。有的患者因胃痛而服用这类止痛药，以为可以止痛，殊不知这是"火上浇油"，必须用这类药时，可少服扑热息痛或请医生指导。激素类（如强的松、地塞米松等）药物和含利血平的降压药也要慎用，这些药物可不同程度地破坏胃肠黏膜保护功能，引起溃疡或使溃疡发生出血。

溃疡病患者的饮食治疗，除患者自己要精心外，患者家属、朋友也应积极配合，像敬烟、敬酒、大吃大喝自当避免，不要强加给患者，免得好心办成坏事。

⑳ 捕捉胃癌的预警信号

在我国，胃癌的死亡率高居多种癌症的榜首，全国男性年死亡率为 20.93/10 万，女性为 10.16/10 万，在世界范围内属于较高地区，仅排在日本、智利、芬兰等国之后。

◎是警报不是炸弹

常言道，"冰冻三尺非一日之寒"，胃癌有无可捕捉的预警信号呢？有。

◎萎缩性胃炎有危险

根据国内外 10 年以上的长期追踪观察，胃癌的发生与萎缩性胃炎病程的长短和病变的严重程度有关，即病程愈长、程度重者发生率愈高。大多数学者认为这种演变过程是：浅表炎症→萎缩性胃炎→肠化或不典型增生→胃癌。所谓肠化是指萎缩的胃腺体被类似的肠腺替代，而不典型增生是指胃黏膜细胞结构出现异常。萎缩性胃炎时由于结构异常，胃酸减低，胃内细菌增多，特别是硝酸盐还原酶阳性细菌，可使胃内亚硝酸盐含量上升，是促发癌症的重要因素。

◎幽门螺杆菌感染被确认

幽门螺杆菌是胃内一种螺旋形细菌。感染这种细菌者发生胃癌的危险性比未感染者高 6 倍！幽门螺杆菌的发病率随年龄增加而升高。幽门螺杆菌"定居"部位也与胃癌发生部位相吻合。笔者的研究证明，在浅表性胃炎发展成萎缩性胃炎、萎缩性胃炎由轻向重发展的过程中，这种细菌始终在起着"积极的坏作用"。

幽门螺杆菌引起胃癌的原因还未完全清楚，可能与它分泌多种毒素对胃黏膜的刺激作用有关。此外，细菌本身还产氨，氨损害胃黏膜后又会生成有毒的氧自由基而致癌。

◎胃溃疡有危险

癌变多发生在溃疡周围黏膜，这些黏膜在溃疡活动期发生糜烂，经历反复破坏、再生的慢性过程而发生癌变。胃溃疡发展成胃癌者为 1% ～ 4%。也有学者认为这种癌并非由溃疡恶变，其原来就是癌，不过未被早期辨认出来罢了。

◎胃息肉不安全

与胃癌关系密切者主要是腺瘤样息肉。这种息肉 59% 伴有癌变，特别是直径大于 2cm、多发及底部较宽（医学上称之为广基）者尤易。有一种家族性腺瘤性息肉病，几乎无一例外地迟早均要癌变。

◎手术后残胃要追踪

原来是良性胃病（如溃疡病、胃炎、胃出血或外伤等），经过胃部分切除后的胃，称为残胃。残胃发生胃癌比不行手术的良性胃病患者高数倍至 10 多倍，这种癌称为"残胃癌"。究其原因，多因幽门括约肌被手术切除，通向十二指肠的路上失去"闸门"，因而胆汁反流得不到控制，长期刺激发生炎症；加之胃酸分泌减少（分泌酸的部分被切去），细菌增多，亚硝基化合物（有致癌性）增加以及缝线过紧的刺激等，均为致病因素。

◎胃黏膜巨大肥厚症要注意

又称为巨大肥厚性胃炎，胃内出现大而肿胀且无弹性的皱襞，有轻度癌变的危险，约为 8%。这是由于这种病态黏膜产生一种转移性生长因子之故。好在本病并不多见。

一旦出现预警信号，请您务必提高警惕，及时检查，千万莫放之任之，坐失治疗良机！

（美国加州大学旧金山分校　生物物理与生物化学系　李伟晗）

21 萎缩性胃炎

——你离癌变究竟有多远

◎可能，但癌变率不高

随着胃镜检查的普及，萎缩性胃炎的大名越来越为人们熟悉。据粗略估计，接受胃镜检查者，至少有 20% ～ 40% 患有萎缩性胃炎。不知从何时起，人们形成了这样一种概念：萎缩性胃炎等于胃癌。或者轻一点说：这是一种前景不妙的病。相当一部分患者为此苦恼。他们有的到处寻医问药，千方百计地找寻回归正常（逆转）的途径；有的甚至想"斩草除根"、一"切"了之；有的则悲观失望，整天在担惊受怕中度日。在门诊接待这类患者时，总要回答他们的各种问题，以消除他们的疑虑。现在集中谈一谈这些问题，也许对这些朋友有些好处。

各种长期的慢性刺激可使胃黏膜发生慢性炎症，同时使黏膜中的胃腺体数量减少，称为萎缩。根据萎缩程度，分为轻、中、重 3 级，这些病理改变只有活检后才能拍板定案，胃镜下看见的情况只能作参考。胃腺体萎缩之后，身体会自动进行修复，但修复的腺体和原来的不同，而类似肠腺，这种过程称为肠腺化生，简称"肠化"。如果在修复中细胞过度增生，丧失了正常结构和功能，导致腺体结构紊乱，叫作异型增生或不典型增生，以示与正常细胞有所区别。

萎缩性胃炎会癌变吗？第一个答复是：会。重度萎缩性胃炎，尤其是有中度以上肠化及不典型增生的，可能发生癌变，轻度萎缩性胃炎癌变的可能性较小，所以医生特别重视病理检查的结果。

第二个答复是：癌变率不高。据国内一些医院长期追踪观察，癌变率为1.5%～3%。根据科学推算，病变胃黏膜发展到"癌变"，一般需要16～24年之久，因此完全有充分时间及早发现这种变化而加以处置。

◎经过肠化、不典型增生可辨认

患有萎缩性胃炎的朋友不必过分紧张，但要从以下几点认真对待：

（1）如胃镜发现有胃炎，应要求医生尽可能做病理检查。取的块数可稍多一些，宜分布在胃的各部位。不必怕因此"伤了胃"，因为活检损伤极小，胃黏膜能很快地自动修复。

（2）如病理报告有中度以上的肠化或不典型增生，应该提高警惕，不要大意。

◎预防癌变的温馨提示

（1）最可靠的方法就是定期胃镜复查。目前还没有任何方法可代替胃镜复查，为此受一点痛苦是值得的。中度萎缩性胃炎可每年检查1次，重度者每半年到1年1次，或遵医嘱。复查时应该在原部位再取活检。

（2）不要轻易手术。萎缩呈斑片状分布，手术是切不尽的，手术后的残胃更容易发生萎缩性胃炎、肠化和癌变（残胃癌）。

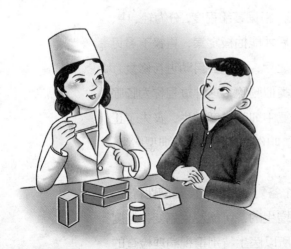

（3）不宜过多服药。"药多伤胃"，可在专家指导下服用少量黏膜保护剂。是否需要清除幽门螺杆菌，应遵从专科医生的意见。

总之，对于萎缩性胃炎癌变，正确策略应该是：

重视但不惊慌，处置但不过头，定期复查而不拒绝。

㉒　青年莫被年轻误　"老大"照样不留情

◎青年人可能患胃癌

我国胃癌死亡率高居多种癌症之首，成为大名鼎鼎的"癌老大"，且多年来居高不下。在世界范围，我国的胃癌发病率也算得上是"名列前茅"。胃癌不仅"进犯"中老年人，也从未放过年轻人，可惜这一点至今还不为人重视，因而使它"作案"屡屡得手。

大多数胃癌见于壮年与老年，我国这两组人的平均患病年龄为47岁与55岁，但是，也有6%～7%（最高报道达11%）的胃癌患者为35岁以下的年轻人！根据死亡率粗略推算，每年我国死于胃癌的年轻人在9 000～10 000人！这是一个多么令人触目惊心的数字。

◎青年人胃癌有特点

青年人胃癌与中老年人胃癌有许多不同，足以引起人们注意：

女性多：就性别而言，中老年胃癌患者男性居多，约为3：2，而青年人胃癌患者女性多于男性，或男女比例相近。

恶性程度高：和中老年胃癌相比，青年人胃癌恶性程度更高。

症状更不典型：中老年胃癌起病症状隐匿，可表现为上腹痛、食欲不振、恶心、呕吐、乏力、体重减轻、黑便等，这些是许多疾病和常见胃病都有的症状，没有特征性。青年人胃癌的症状更不典型，更易被病人甚至医生忽视，常被误诊为胃溃疡、复合溃疡、慢性胃炎、消化不良等。

误诊多： 误诊、漏诊率高达 27%，不到 4 个年轻人的胃癌患者中就有 1 个漏诊或误诊的，误诊或漏诊时间平均长达 10 个月之久！

这些都反映了青年人胃癌问题的严重性。

◎谁耽误了青年人？

青年反被年轻误。不少青年朋友自认为年轻，认为癌症是老头、老太太的事，起码也得中年以后。甚至某些医生也有这种错误认识。

胃镜诊断中的疏忽大意，不认真活检，责任不可推卸。

◎不利中的有利方面

事情总是有两个方面，从医学角度看，青年人胃癌如果诊治及时，也有它优于中老年人的方面：

多数青年人胃癌病理表现比中老年人的好些。

青年人胃癌不太容易侵入静脉发生肝转移。有无肝转移，不仅决定了治疗方法，也在很大程度上决定患者预后。

青年人的早期胃癌预后好，5 年生存率可达 100%。

年轻人体质好，不论采用何种治疗，机体修复能力强，耐受力和恢复速度要比中老年人快。

◎青年人预防胃癌靠自己

笔者送上关键的几句话，提醒青年朋友预防胃癌：

> 认识真实情况，消除错误观念，
> 提高警惕，不要拖拉，
> 及早就医，勇于检查。

（美国加州大学旧金山分校　生物物理与生物化学系　李伟晗）

㉓ 呕血、黑便答问

◎一问：吐咖啡渣样物或（及）黑粪是怎么回事？

答：如果未服过某些西药，如治胃病的铋剂、炭粉或补血铁剂，也没服过带色的中药，最近又没吃过动物血（如粉汤羊血等），出现呕咖啡渣样物或有黑便，说明上消化道发生了出血，量最少在 50mL 以上。

◎二问：上消化道是哪个部位？我们常说"血是鲜红的"，为什么上消化道出的血会变颜色呢？

答：简言之，上消化道指食管、胃、十二指肠这三部分。不论上消化道哪一部位出的血，流（反）到胃里和胃酸作用后，鲜红的血红素就变成了咖啡色的氯化血红素；而血液下流到肠道后分解的铁经细菌作用，变成硫化铁，使粪便变成黑色，出血量多时，粪便黑而发亮，有如铺马路的沥青，医学上叫"柏油便"。出血量过大过猛，来不及起化学变化，也可吐或拉鲜红色血。

◎三问：哪些原因（疾病）可以发生上消化道出血？

答：凡是能造成上消化道血管破裂（损）的因素和疾病，都可引起不同程度的出血。造成上消化道出血的原因很多。根据我国的资料，前四位原因依次是：消化性溃疡病（包括胃、十二指肠溃疡）、肝硬化食管胃底静脉曲张破裂、胃黏膜病变和胃肿瘤。虽然第 2～4 名在各地次序略有不同，但溃疡病在各地都同样高居榜首，占上消化道出血病因的 10%～50%。

◎四问：**出血多少可自估**

答：可以从 4 个方面来估计。

（1）从呕出、便出的总量估计。

（2）从脉搏估计：脉搏越快，出血量越大。

（3）从症状估计：有头晕、软弱无力、口渴、四肢发冷，大约已出血500mL 以上；若有神志不清、面色苍白、呼吸困难、手脚湿冷、口唇发绀，说明病人已休克，出血量在 1500mL 以上。

（4）从有无尿来估计：无尿说明出血量多。

◎五问：**出血患者应该如何与医生配合？**

答：首先要下决心搞清病因，不要抱着"得过且过"的侥幸心理，因为这种情况常常复杂多变，难以估计，应立即留下（或带去）呕吐物和粪便标本去看医生，送化验，不要拖延；放心接受紧急胃镜检查，这是至关重要的一步，越早做越容易确诊，距出血时间愈长，出血"现场"将会消失而难于确诊。急诊胃镜检查十分安全，不会加重出血，没有很大痛苦，还可通过胃镜同时止血，可谓"一举两得"。饮食方面要特别听从医护人员指导，不要自作主张。

◎六问：**上消化道出血患者都需要手术（开刀）吗？**

答：近年来由于许多有效药物陆续上市，胃镜止血方法的广泛应用以及对危重病人监护的保证，大多数上消化道出血患者经内科积极治疗可望止血，但有极少数经上述治疗无效时仍需外科手术治疗。

◎七问：**老年人上消化道出血的危险性如何？**

答：不论从世界范围还是从我国情况看，老龄化问题已越来越突出。上消化道出血患者中，老年人的比例在增加，随着年龄的增加，出血导致死亡的危险也在增加。我国研究表明，高龄本身就是消化性溃疡出血的危险因素之一。

基于以上理由，老年人上消化道出血更应引起重视。

◎八问：如何预防上消化道出血？

答：不同病因，有效的预防方法不同，但避免精神与体力的过度疲劳，对预防各种原因的出血来说都是首要的。

对消化性溃疡来说，戒烟、禁酗酒、不乱服阿司匹林或非甾体抗炎药（如抗炎松、吲哚美辛等），根治幽门螺杆菌，都有预防出血的效果。

对肝硬化患者，避免各种感染、尤其是上呼吸道感染，过量输液，进过硬食物，增高腹压的活动（如提重物、抬重物、用力排便等）都很重要。

对胃黏膜病变的出血，要特别强调禁酗酒、不乱服药。

㉔ 屋漏偏逢连阴雨　老年人消化道出血

黑便或呕咖啡色物（呕血）常给人以恐惧、不祥之感，发生在老人，会使全家忧心忡忡。黑便或呕血医学上称为上消化道出血。所谓上消化道是指食管、胃、十二指肠，这一段不论何处出血，流到小肠后血红蛋白中的铁元素，会与肠中细菌某些产物化合成黑色的硫化铁，使大便变黑，有如铺马路的柏油（沥青），故称柏油样便。若血液反流到胃里，红细胞中的血红素和胃酸（盐酸）起反应，生成氯化血红素而呈咖啡渣样；出血量大、来势又猛，来不及起化学反应时，也可便出或呕出鲜血。

◎出血内、外因多

在未服过治胃病的铋剂、补血的铁剂，也没服过炭粉或带黑色的中药，最近又没吃过动物血制食品的情况下，一旦出现黑便或呕吐咖啡渣样物，说明上消化道出血量较多，这是重病的征兆。

上消化道出血最为常见的原因是溃疡病：典型的溃疡病腹痛多有时间规律，有的甚至准如闹钟，多在餐后 1～2h 或空腹时发生，进食后减轻，常有夜间痛。黑便多为间断性，出现了黑便或呕血，腹痛反而减轻为其特征。

第二位原因是肝硬化食管胃底静脉曲张破裂：患者多有肝炎史，查体可发现黄疸、脾大、腹水，出血量多而来势凶猛，常吐鲜血。

胃癌（含贲门癌）出血居第三位：患者多有食欲不振、困乏、贫血、吞咽不利、呕吐，甚至腹部出现包块、锁骨上淋巴结肿大，有些患者，就表现为黑便、呕血。

第四位为胃黏膜出血：有酗酒或服用消炎止痛药史，黑便、呕血突来突去，除非长期服药，少有持续长久者。老人因病多，服药机会多，要特别警惕此类出血。

其他：尚有血管畸形、黏膜撕裂、小肠肿瘤、憩室出血等，均较少见。

◎出血特点多

上面讲的是一般情况，但老年人有其不同于一般的特征：

一是无先兆：发生突然，有的呕血、黑便尚未出现，已有失血性休克（冷汗、四肢发凉、心率快、面色苍白等），常使医生和病人摸不着头脑。

二是无症状或症状不典型：如慢性长期失血身体已适应，可无任何自觉症状；消化性溃疡出血前无腹痛加重等。

三是止血难：即使是正规止血治疗，疗效常不满意。这种情况与老人动脉硬化和肺气肿、冠心病、肾功能不全等有关。

四是并发症多：如并发电解质紊乱、心肺功能不全、肾衰、感染等。

研究表明，高龄本身就是溃疡病出血的危险因素之一。消化道出血中老年人的比例有增无减，随着年龄的增长，出血导致死亡的危险性也日益增加。

出血肯定先有或大或小的血管破裂，血液才能外溢。血液自动凝固（停止出血）要靠两种机制：一是破（断）裂的血管靠其弹性自动收缩闭合；二是血液中存在着的 10 余种凝血因子，一个接一个地起连锁反应，最终形成细密的纤维蛋白网，将红细胞网住而凝结止血。老年人恰好这两方面都薄弱：因为动脉硬化、血管自动收缩功能差；前述的凝血机制，也因高龄而削弱。老人防癌机制弱化，故易患恶性肿瘤，癌肿患者局部和全身均有对抗凝血因素。凡此种种，使得老年人消化道一旦出血，就较难止住。

◎老人不要怕胃镜检查

要确诊出血，了解出血部位与病因，最可靠的方法是急诊胃镜检查。所谓"急"，就是在末次出血后 24h 之内做胃镜检查。由于时间抓得紧，"出血现场"仍在，故极易确诊。检查的同时还可用电凝、射频、微波、激光及注射药物等方法止血，

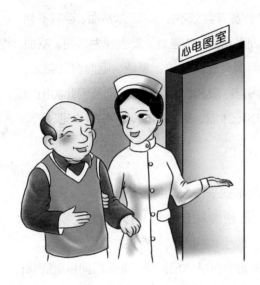

可谓"诊治并举"。

正在出血又做胃镜会不会加重出血？答复是肯定的——不会。此点是世界多国医生30年来的共识，而且胃镜是在直视下进行的，不是盲目乱闯。有人顾虑出血的老人是否支撑得住，这确实是一个需要认真对待的问题，应充分估计病人的心肺功能，通过心电图、血氧饱和度等检查来作判断。一般来说，只要生命体征平稳、心肺功能无大问题，检查是安全的，但应有氧气供给、心电（或生命体征）监护，血氧饱和度监护及输液的建立，由有经验的专家来操作。

老年人消化道出血应该着眼于预防。养成便后看粪色的好习惯，可及早发现问题。积极治疗动脉硬化，避免精神和体力过劳。

即便没有出血，主动做一次胃镜检查有利无害。

◎温馨提示助预防

不同原因出血的预防各有重点：溃疡病人，要戒烟、酒，不乱服消炎止痛药。如果胃内有幽门螺杆菌，应在医生指导下根治。

肝硬化病人要避免各种感染，尤其是感冒，常是造成出血的重要原因。避免提、抬重物等增加腹压的动作。保持大便通畅也很重要。

怀疑消化道肿瘤应及早确诊。

预防胃黏膜病变出血的重点在于积极治疗原发病（如脑外伤、脑出血等）、禁酒、不乱服药等。

㉕　消化道出血虽火急　胃镜 110 帮大忙

◎急诊胃镜关键一个"急"字

"110"一个大家都熟记的电话号码，当你遇见紧急情况，不论是盗窃、灾害，还是事故、险情，它都会为你排忧解难。"110"一是应急，二是得力，为人们交口称赞。

"胃（肠）镜 110"当然是个比喻，借用"110"的美名，患者消化道出血后的最短时间一般不超过 24 小时，进行的胃（肠）镜检查，临床上称为"急诊胃（肠）镜检查"。

呕血（或咖啡样物）、便血（或黑便）都证明消化道发生了出血，是临床上常见的急症。消化道实际上是一条 7～8m 长、连续、粗细不一的管子，膨大部分则是胃。消化道分上下两大段：从食管—胃—十二指肠，包括向十二指肠内开口的胆管、胰管，统称上消化道；下消化道则包括空肠—回肠（合称小肠）—结肠—直肠。消化道可以发生多种疾病如溃疡，良、恶性肿瘤，炎症、畸形、外伤……这些损害均可造成大小血管破裂而出血。上消化道出血，多表现为呕血及黑便，下消化道出血多为血便。消化道出血的治疗取决于出血部位（出血来自何处？）与出血的病因（来自何病？），要搞清这两点并非易事。

纤维（电子）胃肠镜像孙悟空的火眼金睛，把医生的眼睛（视野）带进了胃肠腔内，从来不见光、漆黑的胃肠腔，被照得明明亮亮，一目了然！

和一般胃（肠）镜检查不同，急诊胃（肠）镜贵在"急"字。**急**，可以直接看到出血来自何处、来自何种病变，看清血是在慢慢地渗（毛细管出血），还是不停地淌（静脉出血），甚至是喷血（动脉出血）？现在还在出血吗？只有急诊胃镜才能及时侦察、发现"出血现场"。在这方面，时间是最宝贵的，24h内查胃（肠）镜，可发现 80% ～ 90% 的出血病变，48h 后下降到 40%，3d 之后可发现的病变只剩下 15% 了。之所以差别如此之大，是因为胃肠道修复能力极强之故。

◎诊断治疗一次完成好处多

急，能帮助医生从多种出血可能的"迷阵"中，找到真正的出血病灶，使治疗目标明确，少走弯路。请看下例就不难明白。

张某，50 岁，男性，确诊肝硬化已数年，近两月来上腹部出现无定时之不适，亦与进食无关，3d 前突然出现黑便而住院。医生们诊断分歧很大：主任认为是食管静脉曲张破裂出血，这符合一元化的诊断原则；副主任认为可能是溃疡病，因为患者有腹痛。这两种出血者的治疗完全不同，让下级大夫犯难了。幸好做了急诊胃镜，报告有静脉曲张，确实有肝硬化，但并非出血的原因，主任的诊断只对了一半；没有发现溃疡，"二把手"更不对，真正的出血原因是急性胃黏膜损害出血，与患者近日口服药有关。

问题就这样彻底澄清了。临床上常能遇到类似的情况，讨论半天无用，不如用胃（肠）镜急查。

急，能诊治同步，这一点也最受患者欢迎。现代科技给胃（肠）镜配上了许多高级"治疗助手"，如激光、射频、高频电、注射针、喷头……操作时只需把治疗器械从胃（肠）镜另一孔道插入，就可在直视下瞄准出血处做止血治疗，而不再增加患者的痛苦。出血可因高温、药物，或金属小钳夹住而止，这些方法配合药物治疗，提高了止血效果，甚至挽救了一批必须手术止血而不能行手术的患者。人们也许不会怀疑"110——胃镜"清楚、准确、能治疗的优点，但会有疑虑：已经出血了，再下胃镜会不会加重或引起新的出血？答复是肯定不会的。"110——

胃镜"已经经历了40多年的临床考验，在德国、美国有专门的"110——胃镜小组"，由内外科医生共同组成，24小时值班，作为处理消化道出血的第一关。在我国，每年接受"110胃镜"的人数以万计，足以说明其安全性与有效性。

　　做急诊胃（肠）镜检查有一定要求：患者应该血压、呼吸、脉搏平稳（或抢救后平稳），心肺无重大病变，意识清楚能配合才行。检查医生应该是熟练的内镜操作者。有急救设施和上述止血设备（之一），如能有外科的配合，有生命体征监护仪、血氧饱和度测定仪会更安全。当前，我国地区一级医院都有这些条件。

　　"胃镜——110"的铃声响了！

26 揭开幽门螺杆菌神秘的面纱

　　幽门螺旋杆菌（以下简称螺杆菌）被两位澳大利亚医生华伦与马歇尔重新发现已20多年了，这小小的细菌震动了医学界，波及医学微生物学、消化病学、病理学、免疫学、流行病学、肿瘤学……多个领域而大有名气，但对于一般人来说，它可能还是"锁在春闺人未识"呢！

◎庐山真面目

　　螺旋弯曲端鞭毛：听其名就知，这是一种螺旋形弯曲的细菌，很像"S"形或弧形，长2.5～4.0μm（1μm=1/1000mm），宽0.5～1.0μm，其身体钝圆的一端伸出2～6条鞭毛。当生存条件恶劣时，它会蜷曲呈圆球状以延长自己的存活期。球形菌可在水中存活数月。

　　别轻看这种奇怪的外形，螺旋形就像一只螺丝钉，使它可以在黏黏稠稠的胃黏液中阻力甚小地钻行，比一般的细菌要快得多。那些鞭毛在前钻时就像汽艇尾巴上的螺旋桨，成为菌体的推动器，需要停下来时，这些鞭毛又可像"锚"一样，实施制动。

电子显微镜下的幽门螺旋杆菌（图片）

◎死皮赖脸不出来

幽门前区吸附牢：洗手可以洗掉手上的细菌，天天吃饭、喝水为什么冲不掉螺杆菌？一般的药物也啃不动它，这又是为何？

幽门前区是胃的一部分，又称胃窦。螺杆菌前冠以"幽门"二字，是表示这种细菌大部分定位于幽门前区，所以与此处的炎症关系最密切。在胃黏膜上皮细胞上面，至少还有三层保护罩（从外向里）：流动黏液层，固定黏液层，细胞紧密完整排列，螺杆菌钻过两层黏液后紧紧吸贴在上皮层上面，依靠三种力量吸贴得十分牢固，何况还有上述两层黏液覆盖。

螺杆菌还分泌像胶水样的黏附素，将细菌与上皮粘住。

鞭毛插到细胞之间，犹如铁锚钩住地面。

细菌身上的菌毛与细胞表面的丝状网扭结在一起，就像游艇上的绳索和岸上的绳子，扣结在一起。

有这么多"绝招"，螺杆菌怎能轻易从胃出来啊！

◎毒气毒素俱全备

说螺杆菌"五毒俱全"最恰当。

螺杆菌含有大量的尿素酶，而且活力强。这种酶可分解血液、体液中的尿素释放出氨气，连一点点尿素也不放过，产生的氨有毒且呈碱性，不但可像云雾一样将螺杆菌包绕起来，使它有一身"防护衣"而不受胃酸腐蚀，氨还可分解黏液，毒化上皮细胞使之产生空泡，并干扰上皮细胞供能系统。研究说明，氨的浓度越高，胃内炎症越重。

除尿素酶外，细菌还分泌多种细胞毒素：黏液酶破坏保护性的黏液；酯酶和磷脂酶溶解上皮细胞膜和细胞间连接物质；溶血素使病人红细胞溶解；还有一些加重炎症的物质……

又是毒气，又是毒素，既攻击保护层，又损害细胞膜，还破坏细胞的"五脏六腑"，螺杆菌打开胃黏膜缺口之后，胃酸和胃蛋白酶就能乘隙深入黏膜里层大肆破坏了！

◎幽门螺旋杆菌的电镜照片

注：请注意右端的鞭毛

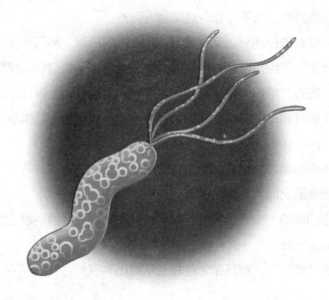

◎危害不浅莫小瞧

螺杆菌是慢性胃炎的罪魁祸首，又与溃疡病、胃淋巴瘤乃至胃癌关系密切！世界卫生组织（WHO）已明确宣布：幽门螺杆菌是第一类致癌因子，根治螺杆菌后胃癌前期病变——肠上皮化生与不典型增生得到遏制。

幽门螺杆菌的黑手越伸越长，和紫癜、肾炎、荨麻疹等过敏性疾病有关，甚至影响幼儿的正常发育和参与动脉硬化的发病等，真是十恶不赦！

（美国加州大学旧金山分校　生物物理与生物化学系　李伟晗）

㉗ 幽门螺杆菌带来的"家庭问题"

一条小而又小、螺旋形弯曲的细菌——幽门螺杆菌（Hp，请注意不是 pH！）搅动大千世界快 40 年了！医学史上罕见的这一浪潮，冲击范围之广也是少有的：微生物学、流行病学、免疫学、肿瘤学、病理学……都被波及，而临床医学的各个领域，包括消化、心血管、血液、过敏疾病、肾脏病、耳鼻喉科、口腔科、小儿科……无一不受其害。目前所知，世界上没有一个地区或民族可以幸免于感染，只是轻重、范围大小不同而已！

家庭是社会的细胞，这样严峻的形势，能不影响到每一个家庭吗？"覆巢之下安有完卵"，大环境下产生的家庭问题已经出现，将会继续，这是不可避免的。

笔者根据多篇国内外有关报告成文，愿将此奉献给每一个温馨的家庭。

◎孩子们怎么啦?

Hp"欺小怕大"是有名的。我国感染儿童中，40%～60% 是在 10 岁以前受到感染的，此期间每年以 3%～10% 速度急剧增加，到 10 岁以后，每年增加的速度明显放慢，只有 0.5%～1%。10 岁显然是一个界限，可能与此时孩子开始知道爱清洁有关。您家的宝贝有多大年龄了？

Hp"欺贫怕富"。家庭经济条件好的，孩子感染率相对低，感染的初始年龄大；相比之下，贫困家庭的孩子不但感染率高些，而且感染的初始年龄也小，真是十足的"势利眼"。

Hp感染爱"扎堆"孩子的弟兄姊妹呢？家里Hp阳性儿童其弟兄（姊妹）阳性率比阴性儿童的弟兄（姊妹）高5.9倍！就是说家里一个孩子有感染，共同生活的弟兄（姊妹）也很容易感染。

◎老公（太太）怎么啦？

夫妻一方Hp阳性者，另一方阳性率为68%；一方Hp阴性，另一方阳性率仅为9%，两组相差7.6倍之多！感染率更与婚龄有关，与阳性者结婚3年的另一方，其Hp感染率大大高于未结婚者；随着婚龄的增加，感染率也随之上升。人皆曰"夫妻感情深，一日添三分"，没想到小小的幽门螺杆菌也来凑热闹！

◎孩子感染谁之过？

还是让数字来说话最客观、公平。

父母双双有Hp感染的，其孩子的阳性率比单亲阳性的孩子要高，更高于双亲都是阴性的孩子。只有母亲阳性的孩子，比只有父亲阳性的孩子，Hp感染率要高。

一切都很清楚：双亲阳性的孩子比单亲阳性的孩子感染率高；单亲阳性的孩子比双亲阴性的孩子感染率高；妈阳性子女比爸阳性子女感染风险要高。

您说，这是谁惹了谁？

◎查查您家有多少漏洞

· 居住条件拥挤吗？

居住拥挤的儿童，Hp感染率高。

· 有完善的上下水系统吗？

没有的孩子感染率高。

· 用的是抽水马桶吗？

用的儿童感染率低。

· 大人和孩子共床吗？

共床的孩子感染率高。

·乱泼污水吗?

可能污染水源,引起感染的多。

·喝生水吗? 饮用什么水?

幽门螺杆菌可以在河水中生存1周以上。

就水源而言,喝井水、窖水的感染率高于喝河水的,喝自来水的最低。

有喝生水习惯的,Hp 感染率高。

·吃生菜或瓜果时洗干净了吗? 用什么水洗的?

常吃生菜者感染率高。不用说,用什么水洗也要注意,可别越洗越脏!

·密切接触某些种类的动物,家里养宠物吗?

已经知道猫可能是"嫌疑犯"。

·是否饲养牲畜,经常接触生肉食、用于生熟肉食的厨房用器是否分开了?

·大人有用口嚼食物喂幼儿、用嘴试奶瓶温度的习惯吗?

·餐桌上有用公筷、公勺的规矩吗?

·即便是偶尔接触 Hp 阳性家人的分泌物、排泄物、呕吐物,是否戴手套或彻底洗手呢?

·看口腔科、耳鼻喉科或做胃镜,注意到医疗器械彻底消毒了吗?

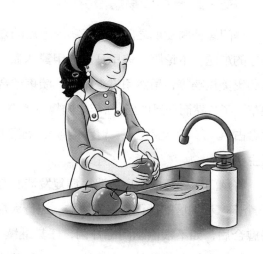

28 根治幽门螺杆菌 好处多又多

幽门螺杆菌的发现，震动了消化系统疾病的研究。现在已经明确，幽门螺杆菌是慢性胃炎最重要的病因，它与消化性溃疡、胃癌的关系也非常密切，还与某些种类的胃淋巴瘤有关，其致病性又与不同的菌种有关。

当前，各种药物根治幽门螺杆菌的方案，如二联疗法、三联疗法、四联疗法纷纷出台，使用的中西药物多达数十种，人们不禁要问："哪些情况下需要根治幽门螺杆菌呢？""根治后对病情有哪些好处呢？"

◎好处之一：溃疡病很少复发

幽门螺杆菌发现之前，溃疡病治愈后的复发，始终是困扰治疗的难题。不论服用较早开发的甲氰咪胍、雷尼替丁，还是新药奥美拉唑等，虽然和过去相比，溃疡愈合速度可说是"开快车"了，然而一旦停药，1年之内复发者占40%，3年之内复发者占70%。症状又出现，胃镜检查又看到溃疡了，患者着急，医生头疼！

将幽门螺杆菌根治后，溃疡病复发情况有重大变化：世界27个国家和地区的消化科专家协作，进行大规模观察，发现溃疡愈合后，如不根治幽门螺杆菌，任其继续"作恶"，1年后58%的病人复发；如果彻底根治，1年后复发的只有2.6%，两者相差22倍之多！这是因为根治了幽门螺杆菌后，胃黏膜炎症减少或消失，保护胃黏膜的黏液层及上皮细胞的完整性得以恢复。搬掉了复发这一"拦路石"，给患者减少了许多痛苦和麻烦，大大提高了生活质量。

◎好处之二：再出血减少

上消化道出血是溃疡病最常见的并发症，将近 1/4 的患者可能发生出血，15% 的患者以出血为首发症状。轻的出血表现为黑粪，重者可呕血、便鲜血，甚至出现失血性休克，严重威胁患者的生命安全。

近 20 年来，虽然有多种新药面世，止血方法也日新月异，却并未减少溃疡病出血的发生率，而且老年人出血的情况越来越突出。不幸的是，一旦发生过出血，再次出血的机会便成倍增加，吸烟、饮酒、服用抗炎镇痛类药物等，都是引起出血的重要诱因。减少出血的发生，除了避免这些诱因外，根治幽门螺杆菌是一种有效的措施。

放任幽门螺杆菌存在而不加以治疗，29% ～ 40% 的患者会再出血。根治了幽门螺杆菌，再出血率下降至 0，患者安全有望得到保障。

除了出血外，溃疡病的另外两种并发症——梗阻与穿孔也能有所减少。

◎好处之三：慢性胃炎得治

慢性胃炎是一种常见病，症状有上腹部顶胀、隐痛，尤以饭后为重，未到饭来就饱了（早饱），恶心、呕吐、食欲不振，胃镜检查多为轻度炎症，很多患者胃内有幽门螺杆菌感染。不少患者虽服用过抑酸剂、黏膜保护药或促胃动力药等多种药物，却无明显效果，症状缠绵，十分烦人。

幽门螺杆菌是慢性胃炎发展的"始动"和"续动"因子。笔者的研究也说明，从浅表性胃炎发展至萎缩性胃炎的过程中，幽门螺杆菌一直在起坏作用。这些患者根治幽门螺杆菌后，不但炎症可能减轻或消失，而且临床症状，特别是腹胀与嗳气好转更为显著，有患者甚至以亲身经历评价说这是他们用过"最好的胃药"！当然，细菌阴性的患者无须根治。

◎好处之四：某些胃恶性病变可预防

世界卫生组织已于 1994 年将幽门螺杆菌列为胃癌的第一类致癌源。感染此

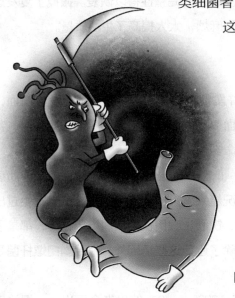

类细菌者，患胃癌的危险性较未感染者高6倍。

这是由于幽门螺杆菌产氨，从而使胃液偏碱性，食物中的硝酸盐在碱性环境下很容易变成致癌的亚硝酸盐；幽门螺杆菌还产生过氧化氢酶、磷脂酶、蛋白酶等有害物质，促使白细胞产生大量的氧自由基；综合的结果使细胞更新加速，损伤脱氧核糖核酸，过度的细胞增殖将增加细胞恶变的危险。可见幽门螺杆菌不仅是胃癌的"启动子"，还是胃癌的"促进剂"。

有研究认为，根治幽门螺杆菌后，不典型增生与肠上皮化生能够减轻或恢复正常；胃癌病人亲属的癌前异常——胃无酸症及萎缩，半数以上可消失；胃内某些致癌物质含量下降到正常。正因为如此，美国斯坦福大学的专家们认为，根治幽门螺杆菌可能使胃癌减少30%。

最近，一种被称为"胃黏膜相关性类淋巴组织淋巴瘤"与幽门螺杆菌的关系受到重视。德国、英国、美国及我国学者相继报道，根治幽门螺杆菌后，70%～80%患者的症状显著减轻或消失，病理切片检查也发现病情好转或恢复正常。

◎要科学根治是关键

任何事物都有正反两面，讲必须、讲好处时，不要忘记讲并发症和副作用，这就有个科学根治的问题。

我国的幽门螺杆菌感染情况，在世界范围内属于高水平，但有以上情况的毕竟是少数，所以不要一提起根治幽门螺杆菌，就刮起一阵"风"，人人去根治。

讲科学根治，就要选好适应证，选好药，制订好方案和给药方法，注意不良反应，复查治疗效果，防止再次感染。本书有专章论述可参阅。

（美国加州大学旧金山分校 生物之理与生物化学家 李伟晗）

㉙　莫入根治幽门螺杆菌中的"旋涡"

1984 年澳大利亚的马歇与华伦重新发现胃内幽门螺杆菌以来，幽门螺杆菌出尽了风头：国际会议为它而开，专题研究组为它而组织，论文、专著为它而出……医学界称之为"幽门螺杆菌热（Hp 热）"，这是有道理的，因为它的发现从根本上改变了人们对不少疾病的认识和治疗方法。根除幽门螺杆菌成了一股热潮，不但为医生而且也渐渐为患者所认同，这是好的一面，但在热潮中也出现了一些"旋涡"，因为它不但未能科学治疗细菌，反而给患者带来痛苦，甚至给正规根治细菌带来麻烦。

◎ "单挑"无力治顽菌

农民王某因十二指肠溃疡、幽门螺杆菌阳性，接受乡村医生处置：口服庆大霉素注射液（8 万单位）2 支，1d2 次。服药后胃痛、胃胀确有减轻，但不到半年旧病复发，再次胃镜复查不但溃疡未愈合，胃黏膜幽门螺杆菌快速检查仍呈阳性。

点评：幽门螺杆菌是一股相当顽固的势力，人们因为支气管炎、肠炎……大都服过一些抗生素吧，也许还点滴过这类药，却无损于幽门螺杆菌的一根毫毛，有的还造成了它的抗（耐）药性。在实验室里做实验，虽有 50 多种抗菌药物对幽门螺杆菌都有不同程度的作用，但在人体内对幽门螺杆菌敏感的抗生素，仅剩下羟氨苄青霉素（阿莫西林）、克拉霉素、甲（替）硝唑……那么寥寥几种，而且作用都很微弱，不足以杀灭这股顽固势力。到目前为止，没有任何单一的抗生素足以担当起这个重任。"单挑"另一个缺点是，容易造成抗药性，甲硝唑、克拉霉素就是如此。药物体外的实验和在体内的作用不是一回事！在临床中见到的错误的单味用药还有羟氨苄青霉素、四环素、青霉素等。

◎ "绕道"无法除顽菌

李总的夫人胃镜检查诊断为萎缩性胃炎（重度）伴急性活动炎症，幽门螺杆菌阳性，因消化不良症状重且长期治疗无效。职工医院院长决定为她根治细菌，并特地进口了注射用的羟氨苄青霉素，每天静脉点滴 3g，连续治疗了 10d，不但症状未减，反而出现腹泻，日 2～3 次，原有的恶心、呕吐加重，来诊时双手背、乃至前臂肿得像一节莲藕。

点评： 院长好心，却没办好事。为此，笔者查阅了近 10 年来国内外有关治疗幽门螺杆菌的文献 235 篇，虽然其中用药种类、时限、疗效差别很大，但有一点是相同的：一律口服给药，没见到一个方案是用静脉点滴或肌内注射的。这当然绝非偶然，幽门螺杆菌紧紧黏附在胃黏膜细胞上，而不是在血液内，毕竟离胃腔近，离供应胃黏膜的血管（在黏膜下层）远。再看药物浓度，进入胃内药物，特别是在质子泵抑制剂配合下，其有效浓度成百倍提高，无疑是一个轰击力量，如果采用静脉（吊瓶）给药，先要经过肝脏处理掉一部分，然后再循环分布到全身，又无质子泵抑制剂大力协同，有效浓度不能和胃腔内相比。

治疗如行路，应该走捷径，绕道是无功的！笔者给李总夫人质子泵抑制剂＋克拉霉素＋阿莫西林的三联疗法 1 周（当然全是口服），1 周后症状消失，肿胀的手也渐渐恢复了。1 个月后检查，细菌阴性。

◎ "接力"无效一场空

在大学工作的孙老师在单位医院根治幽门螺杆菌，所用方案颇有些特殊：先服雷尼替丁 150mg/ 天，1 周。续服阿莫西林 0.25g/ 天，8 次，共 2 周，再用铋剂 1g/ 天，4 次，1 个月，总疗程 7 周。

点评：这是一次"接力赛"，而不是"团体赛"。根治幽门螺杆菌需要的是"团体赛"。前面已经说过，"单挑"无力！任何单一的抗生素在体内几乎都是无效的，如果这些药物合并应用，虽然有一定的根治率，仍达不到根除细菌的目的。在联合用药中首先，必须有一种强力抑制胃酸的药物，较多用的是质子泵抑制剂，因为只有在降低胃内酸度的前提下，抗生素的有效浓度才能提高百倍而满足治疗要求，特别是阿莫西林、克拉霉素；其次，由于质子泵抑制剂使胃内酸度改变，原来不能在胃腔中生存的细菌能繁殖起来，与幽门螺杆菌竞争；第三，质子泵抑制剂本身也有微弱的抗幽门螺杆菌作用。"团体赛"中各个成员发挥各自的优势形成合力，对幽门螺杆菌才能实施毁灭性打击。

◎误入"旋涡"为哪般？

一是把幽门螺杆菌引起的胃炎等同于一般感染（如疖肿、支气管炎），以为只要用抗生素就行，却不知幽门螺杆菌感染的特殊性，体外实验有效的抗生素在体内常常无效。

二是对联合用药的机制、各成分所起的作用不甚了解。

根治幽门螺杆菌是一个十分细致的工作，不能误入"旋涡"是前提。一个理想的根治方案，应该是根治率高，不良反应小，不产生抗药性，治疗简便，花费较少。目前虽不能完全达到这些标准，但已有一些较好方案，可在专科医生指导下使用。

㉚ 旧领地上的新麻烦：残胃癌

——吴师傅的故事

◎今天胃手术已不多

1992年，在维也纳欧洲胃肠病学术会议上，一位著名的英国外科医生曾经风趣地说："溃疡病今天留给外科医生的领地已经不多了，我们快失业了！"出自"日不落帝国"专家的这番话，让人想起许多往事，政治的、医学的……

手术切除治疗溃疡病曾经风光了百余年，解除了许多患者的痛苦，更从死亡线上挽救了无数宝贵生命，功不可没。然而科学在进步，特别是近40年来，治疗溃疡病的有效新药陆续被推出，成为"家喻户晓"的选择，"旧领地"（外科手术）必然要"拱手相让"了。

◎为何旧病又缠身

任何事物都有连续性和相对性，时至今日，外科手术治疗溃疡病并没有全身而退，在某些危急时刻，仍然只有求救于手术刀。另一方面，从前接受过手术的患者，有可能出现新问题，这就是吴师傅的故事还值得在今天重温的缘由。

我认识吴师傅已多年，那时他才30岁，胃溃疡却有了年头，因为反复多次消化道出血，于34岁那年将胃切去了2/3，并和空肠吻合起来，就是医学上所称的B-II式手术。20多年过去了，旧病未再现，身体也还算不错，吴师傅一家都认为"万事大吉"。

但是从今年起，吴师傅出现了这些年没有的症状：下腹部隐隐作痛，腹胀，食欲下降，消瘦越来越明显，全家为此不安。老吴怕做胃镜检查，选择做了上消化道钡餐透视，虽然检查医生十分细心，却得不到肯定结果，医生解释说，正常解剖结构因为手术的缘故被破坏，作出准确结论有些困难，没办法，吴师傅只得接受胃镜检查。

胃镜报告在吻合口见到一表面糜烂不平结节，约有枣大，与正常黏膜边界不清，并有活动出血，诊断为吻合口残胃癌，活检病理证实。

◎什么是残胃癌

一个癌的诊断，使全家陷入迷茫和恐慌之中……

我去看望老吴时，他女儿劈头第一句话就问："诊断对吗？我爸是胃溃疡手术的，怎么成了胃癌？"

"胃镜和病理诊断一致是胃癌，不会错，准确地说，是残胃癌。"我回答道。

他儿子在一边有点情绪地说："没听说过。"我知道他是医专学生，看来解释得专业化一点了，"残胃癌从病理上和一般胃癌一样，属于恶性肿瘤，不同的是，因为它发生在手术后的胃（残胃）上，所以有其特点。这类患者最初做手术的病，绝大多数不是癌症，而是良性病变，如溃疡病、胃息肉、消化道出血等，所以从性质和时间上来说，不是肿瘤复发……"

◎残胃长癌之谜

我还没有说完，女儿追着问："很少见吧？""残胃发生残胃癌的概率比不手术服药治疗胃病的高 $2\sim4$ 倍，比健康人高 3 倍，说明它的发生和手术关系密切。"我回答说。

儿子问："什么关系？"像警察审小偷似的。我能理解他此时的心情，故意慢慢说："你知道胃与十二指肠连接的幽门，正常时是一道'单向闸门'，只让消化好了的食物排向十二指肠，却严格把关，不让十二指肠内的胆汁、肠液倒流入胃，保护酸性胃的安全、健康，不受那些有害碱性成分侵蚀。"

我接着解释道："胃手术时，情况剧变，'闸门'被切除掉，并且将残余胃和空肠（或十二指肠）吻合起来以保持胃肠道通畅。可新问题发生了，对于肠道那些有害成分来说，却是个好机会，可以不受限制、大摇大摆地反流到胃内去，首当其冲的自然是吻合口，吻合口整天浸泡在碱性的胆汁、肠液中，其所含的胆汁酸、蛋白酶、溶血性卵磷脂等不停地刺激胃黏膜，引起炎症—萎缩性胃炎—癌前状态—癌变。此外，残胃内产亚硝酸盐的细菌大量繁殖，使致癌物亚硝基化合物增多；吻合所用丝线长期刺激等，也都是致癌因素。吻合口、贲门区是残胃癌高发部位。当然这是一个漫长的过程，还和身体整个抗癌机制状况有关，所以并非所有残胃都会发生癌变。"

◎发生残胃癌危险因素

儿子的情绪稳定多了，不解地问："我爸真倒霉。李大夫，从临床角度能否事先有所判断和警惕？"

"问得好。这是一个实际问题，也就是所谓的危险因素。你不妨计算一下爸爸的条件如何，虽然有点'事后诸葛亮'，但对其他患者却是一个很好的提醒。"

"第一，手术后时间越长，残胃癌发生的风险越大，12年是一个杆杆。"儿子说："老爸20年，够杆。"

"第二，手术时的年龄越大，发生的概率越高。""我爸34岁，不算大。"

"第三，男性比女性发生概率高3～4倍。""命中注定逃不了。"他说。

"第四，胃空肠吻合（B-II式手术）比胃十二指肠吻合（B-I式）残胃癌发生率高。""老爸是B-II式。"儿子叹气了。

"第五，手术原因为胃溃疡，可能性多。"

儿子直摇头，一言不发。

一直没说话的老伴有点委屈地说："我们紧赶慢赶，没耽误他呀！"

我赶紧接着说："确实没耽误，这次如果第一步做胃镜检查，就进一步到位，不过这也谈不上耽误，不要放在心上。"我安慰说。

1周后吴师傅接受了第2次手术。手术后诊断：残胃吻合口癌（早期）。

吴师傅的故事提醒我们什么呢？

对于已经行过手术的朋友要：

认识新问题，非万事大吉；

提高警惕性，自己细对比；

检查莫耽误，主动做胃镜；

活检最重要，千万莫放弃；

只要早确诊，预后仍可期。

对于没有做手术的溃疡病患者：

切胃不是"割韭菜"，考虑手术要再三；

内科治疗"今胜昔"，药物胃镜*显神奇；

彻底、系统是关键，后边麻烦可省心。

注：★指多种经胃镜治疗方法。

㉛ 胃手术后那些麻烦事

——识别与处理

曾几何时，胃切除手术是治疗溃疡病的重要手段，时过境迁，今天虽然有不少有效新药可用，但胃切除手术仍然被保留为最后，甚至是救命的方法。

"好事多磨"，胃手术后多少会出现一些意想不到的麻烦事，有的轻，有的重，或急或慢，或早或晚，困扰着患者和亲属，有时医生也是"一头雾水"。

认识是治疗、保健的前提。下面按照手术后大致的早晚，分别加以介绍。

◎麻烦的消化不良

由于失去部分胃，不但工作的胃容积变小，消化食物的胃液分泌也会减少，加上胃运动机能的损害，患者会出现餐后饱胀、打嗝嗳气、食欲不佳，偶尔有小口吐食物、大便较少等。

治疗办法：少量多餐，不宜饱食，可进食营养价值高而易消化的固体食物，酌量增加食物中的脂肪含量。在医生指导下选用促动力药。

◎奇怪的倾倒综合征

因为胃窦部和十二指肠的缺失，高糖食物直接进入空肠，造成血容量的剧变，刺激胰岛素大量分泌，患者出现心慌、出汗、无力与饥饿感。大多在手术后 2 周内发生，也有出现较晚者。

治疗办法：控制饮食，少量多餐，进干食，少喝汤，提倡高蛋白、高脂肪、低糖饮食，限制食糖。如系餐后 1h 以上发作者，喝少量浓糖水，能缓解症状。出现症状时应平卧半小时。

◎新发极险

包括吻合口，输入、输出道（袢）梗阻，出现或早或晚，发生多较急，腹痛、呕吐发作剧烈而频繁，上腹部压痛，有时可隐约摸到包块。诊断需要外科医生参与。

处理办法：吻合口水肿，可先行内科保守治疗，包括禁食、下胃管、补液。其他情况大多需要再次手术治疗。

◎难免的残胃炎，吻合口传播

手术切除了幽门括约肌，胃的输出道失去了"闸门"把守，十二指肠液与胆汁得以反流入残胃，首先被侵蚀的是吻合口，随后则是胃体，这些胃所不容的成分，刺激胃黏膜发生炎症。患者一度好转后又出现上腹部疼痛，可以吐出苦水，也有的并无症状，而是在胃镜检查时被发现。本组并发症多见，常使患者误以为是"旧病复发"。

处理办法：可用胃肠道动力药（吗丁啉、西沙必利、莫沙必利等）促使反流入残胃内的成分回到肠道去，并用黏膜保护药（铝镁加、硫糖铝、谷氨酰胺颗粒、胃膜素等）或去氧熊胆酸保护并修复受损胃黏膜。为减少胆汁分泌，饮食宜低脂，勿饮酒。

◎吻合口溃疡

由于手术未能充分降低胃酸所致，多见于十二指肠溃疡或复合溃疡手术 2 年后。主要症状为上腹部疼痛，尤以夜间为甚，疼痛程度比手术前还重，多向肩背部放射，易发生出血。

处理办法：胃镜检查确诊，服用质子泵抑制剂（奥美拉唑等），最好并用黏膜保护剂。无效时要考虑再次手术。

◎胃或胆囊多结石

手术使胃和胆囊排空能力减弱，容易形成胃石症或胆结石，症状为消化不良、上腹部疼痛如溃疡病复发，或发生胆绞痛。有的患者并无症状，而是在其他疾病行 B 超检查时被发现有胃石或胆结石。

处理办法：胃结石与胆结石都可通过胃镜或中西医结合方法治疗，重点在于预防。胃切除患者不要空腹时进食柿子、红黑枣，富含纤维素食物不要过量。慎用抑制胃肠道运动的药物，如 654-2、阿托品、颠茄、心痛定等。

◎贫血被忽略

手术致造血内因子缺乏，加上维生素 B_{12} 和叶酸等造血成分吸收不佳，特别是造血原料的铁，由于胃酸减少和主要吸收部位被切去，这些造血原料与营养物质很难被吸收，综合的因素引起患者贫血。表现为小细胞性或混合性贫血，患者面色、甲床苍白，虚弱。

处理办法：补充叶酸和维生素 B_{12}，采用注射给药可以弥补吸收缺陷。补充铁剂应选择对胃肠道黏膜刺激性较小的品种，同时补充铜会提高铁剂疗效。坚持长期用药。饮食要求高质量蛋白质与丰富的绿叶蔬菜。

◎小心"前门走狼"，"后门进虎"

残胃癌是胃手术后的严重并发症，发病率为 1%～5.5%，多发生在手术 12 年后。症状有食欲减退、明显消瘦、腹痛及吞咽不利等。胃癌多位于吻合口或贲门部。危险因素为：男性，胃空肠吻合术，接受手术时年龄大，手术后时间长等。残胃癌的发生，与手术后长期炎症刺激和细菌毒素有关。

处理办法：提高警惕，建议手术 5 年后每年做 1 次胃镜检查，有可疑点要取好活检，以便早期发现。笔者有数位临床医学界同仁，早年接受了胃切除手术，术后顺利处理过各种"麻烦事"，一直注意保健养生，今天仍然忙碌在医教第一线上。这些成功的例子，对"同病"的朋友该是一个最好的鼓励！

㉜　真的，胃镜检查并不可怕

——笔者做过 4 次胃镜

胃镜检查的优越性，很少有人怀疑：对于腹痛的病因、上消化道出血的确诊功不可没，特别是对食管癌、胃癌的早期确诊，非胃镜莫属。遗憾的是，当我们劝患者做检查时，有些患者面有难色或恐惧，虽经再三解释，其中一些仍悻悻离去。

这些朋友怕什么呢？根据调查结果总结有四"怕"。

◎不怕难受　可想象

卡根鱼刺在喉咙都难受，粗粗的胃镜进去能不痛？这些朋友不知，下胃镜不同于卡鱼刺，胃镜并不卡在"肉"里，只是通过咽部、食管到胃及十二指肠进行观察，何况镜身很光滑，还要涂上润滑剂。有人怕取活检时痛，其实食管、胃、肠表面并无感知痛觉的神经分布，取活检时绝无痛感，至多有轻微牵拉感而已。笔者从 1972 年开始为患者行胃镜检查，而作为患者，我先后 4 次接受过胃镜检查（包括取活检）。说实话，笔者这个人耐受力比较差，都能坚持下来。当然，胃镜短时间卡在咽喉部，确有些不舒服的感觉。

◎不怕危险　有保障

检查前细致了解病情和患者，检查时正规操作，胃镜检查发生危险的可能性很小。可能的危险包括：麻醉镇静药过敏、损伤、穿孔、诱发心脏意外以及仪器故障造成的危害等。如果患者能和医生密切配合，主动告诉医生自己有关药物过敏及心脏病、心脏功能情况、胃肠道外伤及手术史等，医生细心检查患者，明确检查目的，细心、轻柔操作，事先告诉病人出现意外的表现及处置方法，大部分不安全因素都是可以避免的。万一发生危险也容易得到及时处理。

◎ 不怕体弱　有支撑

这种顾虑多出自有孝心的晚辈。年龄并非胃镜检查的绝对条件，笔者曾为5个月的幼儿及95岁的老者安全地做过胃镜检查。由于老人迷走神经兴奋性较低，对胃镜检查的反应反而比青壮年轻，但年长者容易发生心脏方面的问题，慎重准备也是必要的。至于体弱，应及时查清原因，也许问题就出在胃肠道，恶性循环继续下去，不要说治疗，甚至连检查的机会也失掉了。

◎ 不怕不净　有规定

一些知识层次较高的患者尤其顾虑此点，这种顾虑并非全无道理。有关统计报道，其发生率为180万分之一。发生这种情况主要是消毒、清洁不彻底之故。1990年世界胃肠病大会专家工作组建议，用2%的戊二醛消毒胃镜及各附件，并用清水彻底清洗。现在有成套、高质量的清洗、消毒设备，可以杀灭多种细菌和病毒（包括乙肝病毒），卫生行政部门也有具体要求与规定。如果您有疑虑，不妨先去了解一下这家医院胃镜消毒是否规范。

要把胃镜检查的不适降低到最轻限度，首先，要打消各种顾虑，明确检查目的和好处。其次，精神和身体都要放松，前一晚要休息好，更不要下了飞机、汽车马上就来做胃镜。对医生应有充分的信任与合作。第三，感到不适时可做深呼吸，或按压合谷、内关穴。千万不要用手推医生或两腿乱蹬乱踢，这样反而会延长检查时间，影响医生的观察。

33 您该做胃镜检查吗

在诊断疾病的时候，医生经常希望患者做一次胃镜检查，可一提起做胃镜，不少时候会遭到拒绝，理由是"太痛苦"或"受不了"。的确，做胃镜检查有些不舒服，但是并非不可耐受，更重要的是，通过胃镜检查可以解决上消化道疾病中许多诊断治疗问题。胃镜检查等于给医生装上了深入病人体内的"火眼金睛"。我国每年接受胃镜检查的人数多达几十万，医生们积累了丰富的经验，千万不可因小失大，拒绝这项检查。

◎哪些人应当进行胃镜检查呢？

上腹疼痛：多种疾病可以引起上腹部疼痛，有些病轻，有些病重，病情重者可能威胁患者的生命；不能完全根据临床表现来鉴别。而各种疼痛的处置方法也不相同，所以首先是要搞清楚病因。50岁以上的中老年人更应注意才是。

原因不明的食欲减退和体重减轻：严重的胃病常是产生食欲减退和体重下降的原因。

呕血：呕血的病人，呕吐出的是鲜红色或暗红色的血液，有时表现为大便变黑，为柏油状。

吞咽不利或进食有阻塞感：吞咽不利或进食时有阻塞感，提示食管或胃内入口贲门部管腔内阻塞、管腔外压迫阻碍了食物通道，属于重要症状，不可大意。

上腹部包块：通过胃镜检查，能搞清楚包块所在的位置，如在胃内，还能弄清楚包块是良性，还是恶性。

已诊断有萎缩性胃炎者：萎缩性胃炎与胃癌有一定联系，所以患有萎缩性胃炎的患者要定期进行胃镜复查（即随访），这样可以及早发现恶变，为早期治疗争取时间。目前还没有哪一种特殊检查能够代替胃镜的这种特殊功能。

溃疡病患者：已经诊断为溃疡病的患者，通过胃镜检查能够了解溃疡情况，特别是服药治疗后的情况，病变是否彻底治愈要靠胃镜判断，只有彻底治愈才能免去以后的复发及其他并发症的发生。

胃及十二指肠息肉：息肉有一定的癌变率，对已经诊断为胃（十二指肠）息肉的患者，通过胃镜可以彻底进行治疗，不开刀，患者无痛苦，还可随访是否复发。

胃手术后：不管什么原因，以往做过胃手术（胃切除、部分切除）的患者，可能发生癌变。手术时间年代越久远，危险性相对越大。现年超过 50 岁者危险性也大。唯一可靠的检查方法就是细致、全面地进行胃镜检查，并从胃中取活体组织进行检查。

反酸和烧心的患者：有反酸、烧心等症状，提示有胃液反流进入了食管，并且刺激和损伤了食管（称为"反流性胃、食管炎"）。胃镜检查可辨清病变程度及范围，以便选择有效的治疗方案，避免以后可能产生的出血和狭窄等并发症。

身体其他部位发现转移癌：身体其他部位发现了转移癌，通过检查可以搞清楚是否原发病灶为胃癌，有助于制订出合理的治疗方案。

异物吞进食管或胃内者：异物包括扣子、别针、戒指、竹签、硬币、钥匙等。如果有这些东西吞进胃内，可通过胃镜加以处置，可免去手术之苦。

常规体检：常规体检时，如果有胃癌家族史，或在胃癌、食管癌的高发地区，都应该考虑将胃镜检查列为必查项目。

34 温馨提示：健胃八要素

胃是人体的重要器官，有"食品加工厂""营养供应处"的美称，为了健康长寿，请记住健胃八要素。

◎要一日三餐

养成一日三餐、定时定量不过饱的习惯，使胃处于有规律的活动状态。

◎要细嚼慢咽

吃饭时间要充分，精力要集中，要细嚼慢咽，使食物在入胃前被嚼细，并与唾液搅拌均匀，减少胃的负担，有助于消化吸收。

◎要多食果蔬

维生素C对胃有保护作用。健康人胃液维生素C的浓度均显著高于胃癌、胃溃疡、慢性萎缩性胃炎等患者。胃液中保持正常的维生素C的含量，能有效发挥胃的功能，保护胃的免疫力，增强胃的抗癌力。

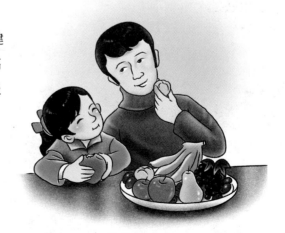

◎要口腔清洁

由唾液腺分泌的唾液中并无亚硝酸盐，只有硝酸盐，但如果口腔不清洁，在细菌及其酶的作用下，唾液中的硝酸盐可还原成有强致癌作用的亚硝酸盐。

◎要注意保暖，饮食不宜过烫

胃虽然不像心、肝、肺、肾那样娇嫩，但也怕寒冷刺激。经常吃凉食、睡凉炕、腹部裸露，造成胃寒，会使血液供应差，胃活动减缓；长食过热的饮食，可以引起胃黏膜性症，损害胃的功能。

◎戒烟酒、少辛辣

吸烟、喝酒、常吃辛辣食物都会对胃产生不良刺激，诱发疾病，所以应戒烟、戒酒，少吃辛辣食物。

◎要保持乐观

医学研究证明，人的情绪与胃部健康密切相关：经常忧郁压抑、闷闷不乐的人，胃的消化功能和抗病能力就要大大下降。

◎要预防癌变

如发现患有胃炎、胃溃疡、胃息肉、手术后胃的情况要及时诊断治疗，以防发生癌变。

食管常见病

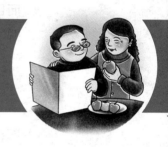

① 认识我们的"第一通道"

"第一"常是"位高权重"的代名词。不错，食管不但位居身体高位，只在大脑与五官水平之下，排在消化系统最前列，而且掌握着"准入"胃肠道的大权，不让你进，你就没法进，哪怕是再好的营养品也不行！

◎食管的结构与位置

食管长约25cm，高个子长些，矮个子短些。开口于咽部，终端与胃的贲门相连接，主要在胸腔内走行。管腔左右径3cm，前后径2cm，与所有胃肠道结构一样，从内向外共分为四层；分别为黏膜层（衬里）、黏膜下层、肌肉层与外膜。有一定的伸展性。有兴趣的读者，不妨算一算正常（非扩张）状态下食管的截面积，就知道为什么一不小心，牙刷都可以滑进去，更不用说"囫囵吞枣"了！正常食管有3个狭窄部，分别是靠近主动脉弓、气管分叉（的外压）与通过膈肌处，常是某些食管疾病的高发地段和异物容易滞留处。

管腔"内衬"着复层鳞状上皮，颜色灰白或粉白色，比较耐摩擦，少数腺体分泌黏液，起润滑作用。食管的规律性蠕动与进食时间有关。食管括约肌产生一定压力，食管上括约肌使食管与咽部分开，下括约肌使之与胃隔开。食管受自主神经支配。

食管的"左邻右舍"：气管与支气管，肺组织（稍远），主动脉与某些神经。

体表投影位置：胸廓正中胸骨后，直到剑突。

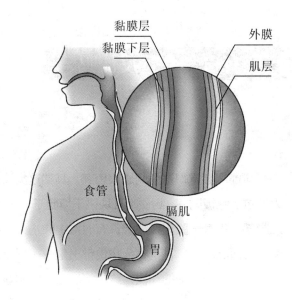

◎食管的功能

食团的"二传手"，防反流的"闸门"。

◎食管病的主要症状

吞咽不利，胸骨后痛，反酸，烧心。

② 您有胃—食管反流吗

可能您会觉得这个问题很唐突，其实这类情况并不少见：如太忙过了吃饭时间，随便吃几块饼干填肚子，几分钟后感到胸部、上腹部似乎有一股火在燃烧；有时胃中酸水会反到口腔里使你控制不住而吐出来，甚至将食物也带出来……近年来由于生活习惯的改变，工作节奏的加快，这类疾病在我国明显增多。最近对上海成年人群普查材料显示，约 7.68% 的成年人患此类疾病。实际数字可能还要高，且呈上升的趋势。

◎正常情况为什么不会反流

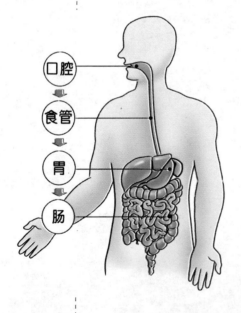

正常情况下，食物（及饮料）的走向是：口腔→食管→胃→肠。胃中含有高浓度的盐酸，医学上称之为胃酸，它与胃内另一种成分——胃蛋白酶，协作进行蛋白质食物的第一步消化；胃酸还能杀灭随食物进入胃内的一些致病细菌，如沙门菌、致病性大肠杆菌、葡萄球菌等。胃的内衬壁（胃黏膜）具有完整的保护层，平时可以抵抗胃酸对自身的消化。胃酸只会在胃内"活动"而不会进入食管，因为在胃与食管交界处有一个环形加厚的肌肉层，医学上称之为食管下括约肌，平时紧紧锁住，犹如一道"安全闸"，食物饮料通过时，它会顺利地开放，随后又因压力的驱动而紧闭。这种单向开放的"闸门"使胃内的胃酸、胃蛋白酶不会倒（反）流到食管里去。

◎反流是怎么发生的

因为各种不同的病因，"闸门"松弛而不能关紧，加上胃的反向运动就会将胃酸等挤压到下段食管里去，重者反流到食管中段乃至口腔内，所以称为胃—食管反流。如果食管正向运动也减弱，就像无人打扫卫生一样，胃酸较久待在食管内，反流程度、症状就会更重。与胃黏膜不同，食管内衬壁（食管黏膜）不耐酸侵蚀，因而发生炎症，故称为反流性食管炎。临床表现为烧心、反酸、吞咽不利及胸痛，甚至喉炎、哮喘，重者可引起食管出血，少数患者可在长期炎症基础上发生食管癌。

◎回答问题自己可作出初步诊断

要治疗，首先要认识胃食管反流性疾病。其实细心的您自己就能作出初步诊断，只要您回答下列问题即可：

（1）您经常感到烧心吗？是否经常因烧心而睡不好觉？

（2）吞咽食物时是否感到不利？

（3）吃下去的食物是否有时会反到口腔来？

（4）是否经常有酸味液体反流到口腔来？

（5）是否有常用抗酸药（胃舒平、胃必治甚至小苏打之类）的习惯？用后烧心可否减轻些？

（6）是否经常打嗝？

（7）饭后、弯腰或睡下时，上述症状是否会加重？

判断标准是：有一个以上的答案说"是"，提示您已有了反流症状。请您速去医院检查治疗，治疗越早越及时，将来的麻烦越少。

③ "心绞痛"也要"打假"

◎什么是真、假心绞痛

天气冷了，心绞痛的发病也逐渐增多。随着保健知识的深入普及，"心绞痛"对健康的危害、对生命的威胁，许多人已经知道了。

顾名思义，心绞痛的主要症状是心前区（胸部）疼痛。然而，并非所有的心前区疼痛都是心绞痛，"鱼龙混杂"的事常有。一旦误诊，往往给病人带来身心痛苦与治疗上的延误。近年来，医学专家特别注意到：食管病变，尤其是贲门失弛缓症（过去称为"贲门痉挛"）、反流性食管炎等，也可以引起酷似心绞痛的胸痛（称为非心源性胸痛），"以假乱真"的程度不但迷惑了病人，有时甚至也使缺乏经验的医生上当，因而有了"非心源性心绞痛"的大名。

这两种病的症状虽然极为相似，但有 3 个不同，即：病因不同、治疗方法不同、后果不同。

◎比较真、假心绞痛的不同点

既然是两种病，如果仔细辨别，必然能发现其不同的"蛛丝马迹"。如果您或您的亲朋已经被戴上了"心绞痛"的帽子，不妨自我检查一下你的"心绞痛"是真是假。方法就是认真回答下列问题：

年龄：心绞痛病人多数年龄在 40 岁以上，而非心源性胸痛高发年龄为 20 ～ 40 岁，较前者年轻。

性别：心绞痛多见于男性，非心源性胸痛男女发病情况大致相等。

常见程度：心绞痛较常见，非心源性胸痛相对少些，但非罕见。

主病：引起心绞痛的主病是动脉硬化心脏病、高血压心脏病等；而非心源性胸痛的主病则是贲门失弛缓症（贲门痉挛），胃—食管反流。

诱发胸痛的因素：心绞痛常发生于体力劳累（快步走、上楼、负重、长途旅行……）和情绪激动（发怒、焦急、兴奋、悲哀……）之时，也可因受寒、吸烟、饱食、酗酒而诱发；而非心源性胸痛大多数在即将进食或进食后突然发生，尤其是进冷食时，常迫使患者停止进食，这一特点极少见于心绞痛。

伴有的其他症状与体征：心绞痛发作前多有血压升高，心率增快（这两项不难测得），还可有肤色苍白，表现焦虑，皮肤发凉或出冷汗，患者会自动停止所有活动；非心源性胸痛患者常有吞咽困难、反胃、夜间突然呛咳（由于食管内容物反流入气管所致）、肺部感染及夜间哮喘发作。

发作时检查：心绞痛时，医生听诊心脏，可听到不同于正常心脏跳动时的心音，脉搏强弱交替，心电图也有改变，休息后，半数病人的心电图可恢复正常；而非心源性胸痛即便在发作时，心脏听诊及心电图均无异常。

自我缓解胸痛方法：两者胸痛都可用硝酸甘油类药物缓解。体力、精神休息，可终止心绞痛的疼痛；进热饮往往可缓解非心源性胸痛。

进一步检查：心绞痛时，超声心动检查可发现血流动力学明显异常，包括肺动脉压、肺毛细血管压增加，左心室收缩力及收缩速度下降，射血速度减慢等。而贲门失弛缓症时，通过胃镜检查（或 X 线钡餐检查）可见食管扩张，贲门紧闭，钡剂通过时呈"鸟嘴"状，食管体部压力升高，而缺乏运动；吞咽时食管下端括约肌无松弛或松弛不完全，压力上升。不过这些要通过特殊仪器才能检测出来。

◎真、假心绞痛产生的原因大不相同

产生胸痛的基本原因，两者更不相同：

心绞痛时，心肌发生急剧的、暂时性的缺血与缺氧，心肌细胞内堆集过多的代谢产物，如乳酸、丙酮酸、磷酸等酸性物质（这些东西在血供、氧供充分时，原来很容易代谢掉），还有多肽类物质，刺激心内神经纤维而传出痛感。

　　非心源性胸痛系食管受到滞留物的刺激，食管黏膜发生炎症，或因贲门不开，食管扩张，或与食管痉挛性收缩等因素综合作用所致。

　　以上9道问题，如果您的答案离真正的心绞痛较远，劝您不妨请消化科专家深入检查，也许将是"柳暗花明又一村"的情景呢！

④ 没想到"老字号"病后面有黑手

◎ "慢支"背后有无黑手表现不同

电工王师傅虽然只有 40 多岁，戴上"老慢支"的帽子却有 10 年了。他的"慢支"和一般人不同，一般人多在冬天寒冷季节发病，他一年四季都可发病；他发病前没有头疼、脑热、流鼻涕、鼻塞，可犯起来却满脸通红，脖子上"青筋"直暴，实在可怜！

王师傅自己讲，他的"慢支"往往从夜间开始犯，先是呛咳，接着阵咳，最近又加上了一个喘，像拉风箱似的。这些年来他没少看医生和专家门诊，中西药物至少可拉一架子车，没有解决问题，反而戴上了"难治性慢支"的帽子，失望之余，他懒得再去医院了……

一周前不是"慢支"而是数年前开始的胃病加重了，烧心，有时酸水还反到口里来，没法，他拿着最近的胃镜报告去看消化专家门诊。

◎ 如何去抓"黑手"

胃镜报告上写着：食管下端有充血及轻度糜烂，诊断为"反流性食管炎（中度）"。教授告诉他，这可能是他"慢支""哮喘"的原因，要确定还得做食管酸度监测。王师傅第一次听说这事，半信半疑……

第二天清早，教授把一条细细的硅胶管从王师傅鼻腔放进了食管，体外一端连接着一个像 MP3 的小盒子背在身上，要背

24h。一切生活如常进行。好不容易熬过 24h……教授取出"小盒子"里的记录纸，要他看那些夜间出现的高峰曲线。

"这些高峰就是胃酸向食管反流的铁证！"教授肯定地说。看到王师傅疑惑不解的表情，教授解释说："气管与食管共同开口在咽部，一前一后在胸腔并行，一旦从胃反流到食管的胃酸、胃蛋白酶、食物等，再逆流而上，可能经咽部进入气管，引起呛咳与过敏，这就是您的问题所在。"王师傅一下就明白了，笑着说："短路了呗！"

◎"黑手"作案多着呢

"不错，咽部四通八达，喉咙、声带就在附近，耳朵、鼻子也都和咽部通着，到达咽部的反流物很容易四处泛滥，同样可引起不少'老字号'耳鼻喉科慢性病。据报告，高达 50% 的慢性咽炎、喉炎、鼻炎、中耳炎等，祸根都在于胃—食管反流，因而引起了耳鼻喉科医生的重视，患这些慢性病的朋友可能还蒙在鼓里呢！"听了教授的补充，王师傅似乎若有所思，在想他有些朋友的病，莫非……

◎处理"黑手"开处方

电话铃响催教授去查病房，他给王师傅开了处方：奥美拉唑 20mg，早晚各 1 次；西沙必利 5mg，每餐前 15min 服。

说也真奇怪，服药 1 周，晚上的呛咳消失，1 个月后"老慢支"也不犯了，王师傅的面色、精神明显好转。同事们问他吃的是什么特效药，王师傅笑着说："灵丹妙药就是把'老慢支'后面的黑手——反流性食管炎挖出来了！"

⑤ 反流性食管炎的合理治疗

为了更好地了解合理治疗,应该先弄清几个有关病因的问题:

(1)反流是怎么回事?

(2)为什么会发生反流?

(3)反流有什么后果?

让我们稍加说明。顾名思义,反流指反其道而行。正常情况下,胃液应该过幽门下十二指肠,然而因各种原因,却冲过贲门流向食管,甚至到达口腔,走上了和正常完全相反的方向。

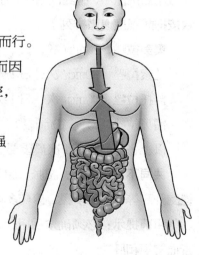

正常情况下,食管下括约肌、膈肌像一道强力的单向闸门,把食管下端严严把守,开放时,允许食物和液体靠食管蠕动进入胃内,关闭时,胃内容物却不能反入食管,从而保护了食管不受胃酸、胃蛋白酶的侵蚀。即使偶有少量反流,食管蠕动也很容易把这些"不速之客"推回"老家"——胃内去。因为各种原因和疾病,"闸门"松开,食管向下推力(蠕动)减弱,甚至连胃也出现了反方向运动,不向前进反向后退步,这几股"反动"势力就这样把胃酸推到了不该去的地方——食管。

娇嫩的食管黏膜不耐酸,更经不起胃蛋白酶的消化,就会出现炎症、糜烂,甚至出血。因为炎症和痉挛,患者会感到烧心,心窝部、肩背部疼痛,吐酸水,有时还可引起慢性咽炎、气管炎或哮喘、过敏性疾病。久治不愈的反流性食管炎也可发生癌变。

由于国内反流性食管炎日益多见且有年轻化趋势，应该引起重视。

◎可用抑制胃酸药

（1）质子泵抑制剂，可从根本上抑制胃酸生成，抑酸作用强而快，停药后，胃酸分泌仍然可以很快恢复正常。

用药根据： 胃酸是损害食管黏膜的直接因素，酸度越强、接触食管黏膜时间越长，造成伤害越重；酸度愈弱，损伤黏膜的修复愈快。强胃酸还会增强胃蛋白酶的破坏力。

药物种类：

用药剂量小，服药次数少，疗效肯定，均为此类药物优点。临床常用的有（大致按抑酸强度递增排列）：

奥美拉唑，20mg/次，日1～2次。

兰索拉唑，30mg/次，日1～2次。

泮托拉唑，40mg/次，日1次。

雷贝拉唑，10～20mg/次，日1次。

以上各药晚睡前1次最重要。

共同不良反应有： 腹胀、腹泻、口干、头疼、头晕、失眠、白细胞减少、转氨酶升高等，但不多见，停药多可恢复。

用药提示： 必须确诊后用药，多作为本病首选药，孕妇与哺乳期不用，定期查血常规和肝功。

（2）H-2受体抑制剂，药名常以"替丁"结尾。

用药根据： 抑制部分胃酸分泌，故强度不及前者。

常用药物种类： 大致从弱到强排列。

西咪替丁（甲氰咪胍），400mg/次，2次/日，或800mg，晚1次。

雷尼替丁，抑酸强度为西咪替丁的4～10倍，150mg/次，2次/日，或300mg晚1次。

法莫替丁，除抑酸作用外，还有减少胃蛋白酶分泌和增加胃黏膜血流量的保护作用，抑酸强度为西咪替丁的20～40倍，20mg/次，1次/日，或40mg/次，晚1次。

尼扎替丁，抑酸强度和剂量、服法同雷尼替丁。

罗沙替丁，75mg/次，2次/天，或150mg/次，晚1次。

不良反应：本组药物不良反应除甲氰咪胍稍多外，其余均少见。不良反应种类与质子泵抑制剂类似。

用药提示："替丁"族发展呈"三小""两强"趋势。"三小"即对药酶干扰越来越少，不良反应越来越少，用药剂量越来越小。"两强"即抑酸强度越来越强，其他功效越来越多。部分对质子泵疗效不佳病例，改用此类药物仍可有效。

◎可用胃肠动力药

用药根据：本病应用胃肠动力药可以：

加强食管下括约肌张力。

促进食管的正向蠕动，把反流到食管的胃酸"推回"到胃里去，减少胃酸与食管黏膜的接触时间。

强化胃的正向蠕动，让胃内的胃酸走"正道"，进入十二指肠。

这三重作用都有助于减轻反流，可谓"一箭三雕"。

常用药物和不良反应：

多潘立酮（吗丁啉），10mg/次，日3～4次。兼有较好的止吐作用。偶有腹痛、口干、头疼、溢乳等。为使用最多的一种。

西沙必利（普瑞博斯），5～10mg/次，日3～4次，可能有腹泻、肠鸣、腹痛。年老心脏功能不全者慎用。

莫沙必利，5mg/次，日3～4次。

甲氧氯普胺（胃复安），5～10mg/次，日3次，不良反应较多，便秘、腹泻。剂量大可出现抽搐、斜视。

红霉素系列，包括罗红霉素、克拉霉素、阿奇霉素等，胃肠道不良反应稍多。

用药提示：本类药物都应在饭前15～30min服用。用药期限适当长些，不要症状一好就停药。心脏病人，尤其是有心律紊乱者，禁用此类药物。

◎可用黏膜保护药

用药根据：此类药物对健康黏膜有屏障、保护作用，对已有损伤的黏膜有促进修复的功效。这是由于此类药物大都能与病变面上的蛋白质结合，形成一层保护膜，犹如防锈漆。其促进修复作用与增加细胞内前列腺素生成有关。药物种类：

硫糖铝，0.5～1.0g/次，日3～4次，粉剂或混悬剂较好，片剂则应咀嚼成糊状后用温水吞服。

胶体铋剂，有枸橼酸铋、次硝酸铋、果胶铋等，复方制剂如胃必治、胃得乐、乐得胃等，服法见各说明书。

铝、镁制剂：氢氧化铝混悬剂，10mL/次，日3～4次，或其片剂。复合制剂有胃舒平、铝镁加、复方铝镁片等，片剂均应咀嚼成糊状后冲服。

其他有蒙脱石散（思密达），3g/次，日3～4次。有麦芝林等。

用药提示：

与其他药物同服时，应先服其他药物，至少15～30min后再服用保护剂，以免其他药物被吸附，影响疗效。

铋剂使舌面及大便变灰黑，镁、铝制剂使大便颜色变浅。

糖铝、氢氧化铝可发生便秘，铋剂或可发生腹泻。

注意不同药物的配伍禁忌。

含金属的药物，连服均不宜超过半月，如需连用，至少间隔1～2周。

药疗小结

以上介绍的药物，并非都要同时服用，属于同类的，更无须合用。对于每个具体病人，应该根据主要症状、病程长短、胃镜检查所见、过去治疗用药情况，由医生制订方案进行治疗。轻症患者单用某类药物中的一种即可，较重者合并用不同类型药物，疗效可提高。目前多数医生主张疗程应在2个月以上，并定期检查肝功和血常规，以便及早发现药物不良反应。

用药要注意：可主动告诉医生自己有胃—食管反流，免得其他药物加重反流病情。

◎日常保健不可或缺

日常保健对于本病的治疗来说不可或缺。具体包括：

衣着要宽松，皮（裤）带勿勒紧。

少吃甜食或产酸食物，如红薯、土豆，酸性很强的浓醋、柠檬汁，咖啡、巧克力、碳酸饮料不宜多吃。戒烟酒、浓茶。勿饱餐及大量夜餐，勿进油腻食物。

重症患者可垫高床头，但不是垫高枕头。餐后不要立即卧床，最好稍作散步。

肥胖者应减肥。体力、精神不要过度劳累。保持精神愉快、乐观，生活起居规律、有序。

❻ 治疗反流性食管炎要打"持久战"

◎谁是食管病 I 号

反流性食管病（RED），包括仅有反流症状而胃镜检查阴性的胃—食管反流（GER），胃镜发现食管有不同程度炎症改变的反流性食管炎（RE）两种情况，根本原因都是胃内容物反流入食管引起的，主要症状是反酸、烧心。而并发症多是慢性呼吸道与耳鼻喉科疾病。

据统计，西方人口中有反流症状的，有 7% ～ 15%，而确诊 RE 的，占总人口的 3% ～ 4%，50 岁以上达到 5%。国人上海报告，成年人为 7.68%，北京经胃镜诊断的为 5.8%。如果根据反流症状作为诊断依据，数字肯定还要高一些。RED 已经是食管疾病"I 号"了！

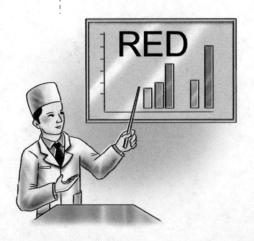

RE 药物治疗的关键首先是抑制胃酸分泌，其次还应加强食管抗反流的屏障作用，提高食管的清酸能力，修复受损的食管黏膜以及促进胃排空等。这些方面，近年来都取得了长足进步。

临床上大多都是治疗数周，症状基本消失后，治疗就告一段落，称为标准治疗。

然而问题远没有这么简单！

◎为什么要维持治疗

大量随访资料发现，无论采用何种抑酸药，标准疗程结束后不再治疗，6个月后的复发率高达90%！换句话说，几乎无一能幸免复发！因此迫切需要探索方法，解决这一最实际的问题。

从用于治疗的药物特点来看，不难理解复发的问题。目前治疗RED常用的核心药物是抑酸剂，包括甲氰咪胍、雷尼替丁、法莫替丁、尼扎替丁等，它们作用机制相同，都是抑制促使胃酸分泌的H-2受体，故统称为H-2受体抑制剂，但它们都只能抑制部分而非全部的胃酸分泌，也就是说，还有"漏网"的胃酸。

另一类使用得更广泛的是所谓"拉唑"家族药物，包括老资格的奥美拉唑和效力最强的雷贝拉唑等。在治疗RED中，它们"出尽了风头"，因为"拉唑"家族成员通过抑制H离子——钾离子ATP酶能抑制95%以上的胃酸分泌，几乎没有"漏网"的胃酸。

问题看似解决了，其实不然！

重要的问题是：这两类药物对胃酸的抑制作用都是暂时性的，也就是说，一旦停药，对胃酸的抑制作用很快就会消失。以"拉唑"类为例，停药48h后，胃酸分泌可以完全回归正常，因此治疗作用显然难以继续。这是需要维持治疗的第二个原因。

在引起RED的原因中，有不少"明险暗礁"，"明险"如吸烟、饮酒、饱餐等，下决心可以戒除，但有些也难改；而"暗礁"难以自知，如食管裂孔疝、未能确诊的糖尿病、结缔组织病等，即便在主要治疗阶段，也常常干扰疗效。停止了药物的"震慑"，明险暗礁难免不"兴风作浪"。这是需要维持治疗的理由之三。

◎如何进行维持治疗

在比较长的治疗期间，服用小剂量主要治疗阶段曾用的药物，可以每日连续用药，也可以规律性间断用药，如每周2次，每周1次等，达到有效控制症状、减低复发的目的。

◎怎样取得维持治疗成功

可以采用的有效药物有：

雷尼替丁（应用较多），150mg/次，1～2次/d；也可使用其他 H_2- 受体拮抗剂，如法莫替丁、尼扎替丁等，推荐剂量为主要治疗时用量的1/2。

西沙必利，5mg/次，2次/d或10mg，每晚1次，可以降低复发率。

硫糖铝混悬剂，2g/次，2次/d。

使用广泛的是奥美拉唑，10～20mg/次，每日1次。亦可试用其他"拉唑"类，推荐剂量亦为主要治疗时用量的1/2。

◎如何取得维持治疗的成功？

虽然有数种药物都可以用于维持治疗，但疗效有一定差别，这些研究成果与经验值得参考：

（1）用奥美拉唑（类）维持治疗。大多数报告确认，其复发率较用其他药物都低，推荐作为首选。

（2）奥美拉唑（类）或雷尼替丁（类）二者之一并用西沙必利（类）的复发率，比单独用奥美拉唑或雷尼替丁明显为低，显示促动力药物在维持治疗上的重要性。

（3）选择何种药物作维持治疗。应选用与主要治疗期间相同的药物，否则会影响效果。

如以前用奥美拉唑（类）治疗的患者，只有用奥美拉唑才能维持缓解。以前用雷尼替丁（类）或西沙必利治疗有效的病人，预计用上述任一药物，都可有效地维持缓解。

（4）维持治疗的时间没有统一规定，多数研究报告在6个月以上。

（5）因为用药时间长，应密切注意相应药物的不良反应，主动告诉患者可能出现的情况，力争治疗、安全两不误。

长期使用"拉唑类"的安全性仍未解决，长期过度抑制胃酸可能产生萎缩性胃炎，其所致高胃泌素血症能刺激肠嗜铬细胞增生出现类癌（但这是老鼠实验的结果），定期胃镜检查不但可以了解胃部的变化，也能观察食管反流病变情况，可谓一举两得。

⑦　老年人反流性食管炎怎么办？

　　大家都知道，我国老年人越来越多了，我们早已进入了老年社会。年老体弱多病，这是自然规律，谁也不能置之度外。

　　今天，不用说业内人士，就连普通老百姓对反流性食管炎也都不陌生了，多少能够说上几分。怪事不怪，那是因为最近十来年，反流性食管炎的发病率不断攀升，早些年的"稀罕病"，今天已经坐上了食管病的"头把交椅"

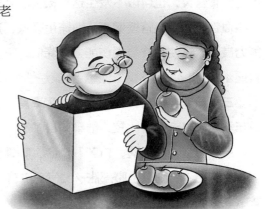

了。反流性食管炎是指胃及十二指肠液反流入食管引起的炎症，也称消化性食管炎。

　　一个庞大的老年群体，肯定避不开一种十分常见的疾病：老年人的反流性食管炎。

　　进入老年后和成年人不同，身体机能有诸多变化，因而在疾病的发病、症状、预后各方面，出现许多特点，这些特点又在很大程度上决定了疾病的诊断和治疗措施。

　　老年人反流性食管炎有哪些重要特点呢？为了便于记忆，概括起来有"三高＋两多"。

◎老年人反流性食管炎的"三高"不同于成年人

一高日发病率高：老年人反流性食管炎发病率不但比成年人高，而且随年龄增长而升高。明确地说，高龄就是反流性食管炎的危险因素。正常情况防止胃食管反流诸因素中，食管下括约肌的张力是最重要的生理屏障。随着年龄的增长，食管括约肌出现了生理性退行性变化，包括支配括约肌的交感与副交感神经，神经递质和受体数目都有所减少，因而导致正常的屏障功能减弱。另外，由于年老，食管肌肉纤维变小、萎缩，肌力减弱，食管通过蠕动来清除反流酸的能力因而下降。

二高日食管黏膜糜烂发生率高：胃—食管反流可以引起食管黏膜糜烂，称为糜烂性食管炎，也可以不发生这种损害。老年人食管黏膜变薄，腺体数目减少，黏膜血管扭曲，血管壁增厚，血流量降低，这些改变不但使老年人食管黏膜抗酸能力减弱，还使其修复损伤能力也降低，一旦出现糜烂，久久不易痊愈。统计资料显示，老年人，尤其是男性患者，糜烂性食管炎的发生率明显高于一般成年患者。

三高日非典型与食管外症状发生率高：我们不妨按症状出现的频度多少，将成年与老年患者做个比较，结果一目了然：

成年患者：以反酸、口苦、烧心、胸骨后不适或烧灼感为主。

老年患者：则以上腹部胀、嗳气、口苦、烧心、反酸、吞咽不适、上腹部痛、咳嗽、胸闷常见。

比较还可看出，老年患者因为食管外症状，常去心内科与呼吸科就诊；而成年患者多去耳鼻喉科看病，这种有趣的差别或与老年人对疾病反应性改变有关。

◎老年人反流性食管炎的"两多"

一多日"火上浇油"因素多：老年人常患有多种疾病，需要同时服用的药物种类也比较多。有统计报告，一般60岁以上的老年人，每天至少用药三种以上。下面这些药物都是老年人经常用的：茶碱类、抗胆碱类、抗抑郁药、镇静安眠药、钙拮抗剂、硝酸酯类以及前列腺素类药物，而这些药物都可降低食管下括约肌的张力；抗炎止痛类药、阿司匹林、活血类和治疗跌打损伤类药物，更可直接损伤食管黏膜或抑制黏膜修复功能。

二多日伴发其他胃与食管疾病多：包括食管裂孔疝、萎缩性胃炎、胃溃疡、胃息肉、巴雷特食管、胃癌等，都明显高于成年患者。

这两多不但会促使或加重反流，而且常常使老年患者反流性食管炎的诊断和治疗变得复杂起来。

◎如何注意，如何治疗？

了解"三高＋两多"的特点并非理论空谈，它能提醒患者和医生：老年人反流性食管炎并非一般食管炎。老年人有它不同于成年人的特点，在诊断与治疗时，下面几点都值得注意：

（1）对于某些带"老字号"的顽症，如老慢支、老哮喘、老咽炎、老中耳炎，甚至老心绞痛等，在疗效不佳时，不妨"另辟蹊径"，到消化专科去，查一查"老"字背后有没有反流性食管炎这只"黑手"，这样做也许会带您走出"死胡同"，出现"柳暗花明又一村"的局面。

（2）针对老年性反流性食管炎黏膜损害比较多见，在治疗上除了抓紧抑制酸这一重要环节外，同时使用黏膜保护和强化剂，促进损伤的修复与增强其抵抗力，自然也是不可或缺的了。

（3）因为食管黏膜修复能力差，疗程自然应适当长一些，不要症状一消失就匆匆了事。同时要注意所用药物的不良反应。

（4）老年朋友不要忘记，您正在服用的药物中，有某些可能会干扰反流性食管炎的治疗，也许正是这些药物导致反流性食管炎疗效不够理想，或者症状莫名其妙加重。遇上这些情况，不妨带上您正在服用的药物去咨询一下医生或临床药师，他们会帮助您作出合理安排。

⑧ "烧心"病人的日常保养

◎衣、食、住、行、生活习惯、日常用药都有讲究

患有胃—食管反流病（反流性食管炎）的病人，主要症状就是烧心、反酸。关键问题在于患者下食管括约肌张力降低，通俗地说，就是食管和胃之间的"闸门"关不严了，于是胃内的胃酸和消化液等，得以倒流至食管，损伤了不耐酸的食管而发生烧心、反酸等症状。在我国，近年来这种病日渐增多。

患有胃—食管反流病，除了在医生的指导下积极进行药物治疗外，日常生活保健也非常重要。如果能加以注意，将大大提高治疗效果。

衣：患者的衣服要宽松舒适。过于紧身的衣裤，勒得太紧的皮带，都会增加腹部的压力而促进反流，应尽可能加以避免。

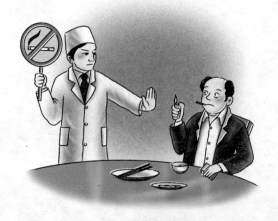

食：产酸多或酸性很强的食物，如红薯、土豆、柠檬汁、浓醋等应尽量少吃。不喝或少喝咖啡、巧克力、可可与"可乐"类饮料。这些食品或饮料含咖啡因，能刺激胃酸分泌。

最好戒烟、酒及浓茶。烟、酒、浓茶不但刺激胃酸分泌，而且烟、酒能降低括约肌的压力，使反流易于发生。

勿饱餐，勿大量夜餐，勿进食过油腻食物。因为饱餐后胃容量加大，易造成"闸门"关闭不严。这些因素都不利于胃排空，易给反流提供条件。

经过细咀嚼的食物，易于排空。

住：如能在床头一侧垫高4块砖的厚度，可减轻反流。适用于重症患者。

行：餐后不要立即卧床，更不要餐后吸烟。所谓"饭后一支烟，赛过活神仙"的说法是有害的。能代之以缓步行走半小时，即平时所说的"饭后百步走，活到九十九"是有科学道理的。

减肥：肥胖者的括约肌压力偏低，腹压增大均易发生反流。国外胃—食管反流病人比中国人多而且病情也较重，除食物因素外，与肥胖者多也有一定关系。国外发达国家竭力推荐骑自行车锻炼作为减肥的辅助治疗，我们何乐而不为呢？

生活习惯：患有胃—食管反流病的患者生活应规律，保持精神愉快非常重要。我们经常见到严重的反流病，往往发生或加重于体力过度疲劳、焦虑、剧烈精神刺激乃至"大动肝火"之后，所以应当尽量避免生气。

孕妇因为生理的原因，较容易发生反流，产后多自然恢复，不必过分紧张，同样要注意以上各点。

药物影响：有些常用药物会使括约肌（"闸门"）松弛，这些药品有颠茄片、阿托品、654-2以及心痛定（硝苯地平）、消心痛（异山梨酯）之类，应慎用。看病时可主动提请医生在处方时注意，免得"火上浇油"。

我们把上面介绍的内容，概括为打油诗一首，给读者参考：

> 反流疾病不难治，生活保健要重视。
>
> 衣着宽松勿缠紧，吃饭只宜七分进。
>
> 饭后不要床上躺，行走百步反流少。
>
> 少沾咖啡巧克力，产酸食物少吃好。
>
> 烟酒浓茶宜忌掉，油腻食品胃难消。
>
> 床头垫起四砖厚，反流肯定能减少。
>
> 减肥锻炼身体健，生活规律精神爽。
>
> 日常用药要讲究，免对治疗起干扰。
>
> 衣食住行留心到，"闸门"张力可增高。
>
> 胃内酸度能减下，反流一定能治好。

❾ 老年朋友请呵护好食管

◎给食管算个辛苦账

由于年龄越来越大，退休后生活方式改变，日常生活中如何呵护好食管，值得老年朋友重视。

"自古华山一条路"，为了我们的健康，食管真是"含辛茹苦"一辈子：它远没有肝脏的显赫为人注意，也不如胃的麻烦多事，默默无闻地甘当"二传手"。根据粗略估算，一个人一生按70岁计算，光是通过食管的食物和水，总重量在 30 ～ 40t 以上，更不说种类之多、成分之复杂了。再结实的机器用久了也有老化的时候。怎样才能使老年人的食管不出或少出毛病呢？这就要讲呵护、说保健了。

根据多年临床工作的经验，愿意提醒老年朋友重点注意以下几个方面：

◎修整牙齿　细嚼慢咽很重要

从某种意义上说，牙齿是食管的保护者，更是细嚼的执行者。年纪大了，牙齿多有残缺脱落，应该去口腔科好好修整补齐，虽然可能麻烦一点，但是这样就有细嚼慢咽的条件了。

不少老同志年轻时，因为工作的原因，多年来吃饭常是"三下五除二""狼吞虎咽"，现在时间充裕了，这种习惯应该改过来了！细嚼慢咽不但可以减轻食管的负担，更能让味蕾好好品尝食物的美味，何必太过匆忙。

经过细嚼的食物，不但大变小、粗变细，而且能与唾液充分混合，润滑的食团会大大减轻对食管黏膜的摩擦；口腔里充分咀嚼，可以及时发现并吐出能伤害胃肠道的各种异物。

◎食物汤水　切莫太烫

"趁热吃"是国人餐桌上常听到的客气话，相比之下西方人招待吃饭时少有所闻。至于"麻辣烫"那就更是"中国制造"。

最近，我接待了3位患者，他们分别吃了刚煮好的鸡蛋、刚捞出的元宵和刚滚开的水，都造成了不同程度的食道烧伤。

这类患者胃镜检查可发现食管黏膜弥漫性血管扩张、发红，有白细胞浸润，黏液腺肿胀，原本的鳞状上皮变薄、变脆，形成了糜烂、假膜或溃疡。共同的临床症状为胸骨后疼痛，在吞咽食物或水之后疼痛加剧。老年人发生食管烫伤，因为修复过程慢，疼痛症状可能要长，此期间进温、凉流食为好。

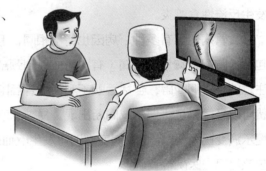

◎正确服药　不要大意

人年纪大了，难免有多种慢性病，如高血压、糖尿病、高血脂、"老慢支"等，服药机会自然比成年人多，药物种类和数量也会复杂些，老年人食管蠕动力本来就在减弱，如果服药方法不当，更容易损伤食管或带来更大麻烦。下面这些要点提醒您正确服药：

（1）服药时应站立或端坐，不要躺着或半躺着，因为这样容易造成药片滞留食管内。这一点最重要。

（2）干吞药片要不得。

（3）送药开水量宜多不宜少。

（4）一次不要吞服过多药片，宁可多服几次。

（5）药片的包装物，如软、硬锡箔，塑料薄膜等，要剥离干净。

有心脏扩大、做过心脏手术、主动脉球突出、严重驼背、行过食管手术或放疗过、放有食管支架、有食管憩室的老年人，服药更要小心。

◎谨慎用药　注意反应

老年人用药种类偏多是常事，而药物理化性质各不相同，药物对食管的损伤有两种情况：

药物本身理化性质引起的，如多种抗生素，特别是强力霉素、四环素、硫酸亚铁、维生素C、氯化钾及消炎镇痛药（芬必得、消炎痛、炎痛喜康等）。

另一类药物如颠茄片、阿托品、654-2、茶碱类及地平类（硝苯地平、氨氯地平等），因为能松弛食管下括约肌，致胃酸、胃蛋白酶容易反流侵蚀食管黏膜，发生反流性食管炎。

食管病变虽有多种，病因也各不相同，但症状的共同特点大都与吞咽有关，包括：胸闷、胸骨后疼痛（有时可放射到颈部、肩部）、反酸、烧心。特别值得注意的是吞咽障碍，包括吞咽不利、胸骨后阻塞感、黏着感、异物感等，此类症状可以轻微，也可偶尔或间断出现，易被忽略，而当不能下咽食物或汤、水时，提示病变已经严重。食管病变有时可发生呕血或黑便。一旦出现这些症状（之一），应该尽早去医院检查确诊。

⑩ 食管炎患者关注的热点与疑点

◎食管反流与食管反流病有何不同

这里有两件事互有联系又应加以区分，一是胃—食管反流现象，一是食管炎。胃—食管反流可以没有症状，也可以引起食管炎，程度有轻有重；而有食管炎时，大都有症状。

首先，请您回答下列问题：

（1）您经常感到烧心吗？是否因烧心影响夜间睡眠？

（2）吞咽食物时是否感到不适、不顺甚至疼痛？

（3）平时是否感到胸骨（胸廓正中那块硬骨）后疼痛？

（4）吃下去的饭食是否有时反到嘴里来？

（5）是否常有酸水反流到口腔里来？

（6）是否常打嗝？

（7）饭后、弯腰、躺下时，烧心、反食、反酸、胸骨后疼痛是否出现或加重？垫高枕头、挺胸直立行走能否减轻些？

以上只要有一个问题回答是"有"，说明您已有胃—食管反流存在，其中最重要的症状为反酸和烧心。胃—食管反流在我国相当常见，据北京、上海的调查，约5.77%的人有胃—食管反流，实际数字可能还要高一些，且呈上升趋势。至于是否已引起食管炎，其程度、范围如何，则以胃镜检查最为可靠。

◎胃—食管反流病（食管炎）是如何发生的

要弄清这个问题，先要搞清食管和胃的关系。食管和胃虽然连通着，却执行着各不相同的消化功能，因而在构造上也不相同：食管主要是输送经口腔、牙齿粗加工后的食团，内衬着较耐磨的鳞状上皮（其排列很像鱼鳞）；胃负担机械、化学方式的消化，内衬着分泌胃酸和消化酶的立方上皮，其性质耐酸。更重要的是，在食管与胃之间有一道"闸门"（医学上称之为下食管括约肌，系一高压带）将两者隔开，以便"各行其是""互不干扰"，从而保护食管免受酸和消化酶的腐蚀，这道"闸门"开放、关闭控制得非常灵敏，当食团下行时，它就打开放行，让食物团入胃消化，随即关闭。但由于"闸门"本身的病变，或因全身疾病，或因胃内压力过高，"闸门"关闭不严，胃内消化液（有时还有从十二指肠反上来的胆汁、肠液参与），就会乘隙反流入食管，甚至上到口腔，不耐酸的黏膜受到腐蚀即会发生炎症及产生上面所说的症状。当然，胃排空过慢，食管蠕动力弱，或给积存食物和胃液以反流之机，或无力将已反到食管来的"不速之客"推回胃里，也与发病有关。

◎细数生活中诱发反流的因素

吸烟、饮酒、浓茶、巧克力食品等可通过影响调控"闸门"的内分泌，使"闸门"压力下降而开放。

橘汁、醋、含气体的饮料，也可因类似原理而使症状出现或加重。

各种原因的腹水、肥胖、正常妊娠均会使腹内压力增高，从而使胃内容物能强行冲开"闸门"。

其他如胃食管"贲门"手术后、食管畸形（裂孔疝）也可诱发或引起反流。

值得注意的还有某些常用药物，因降低"闸门"压力，也可引起反流和食管炎，这些药物有颠茄、阿托品、654-2、心痛定（硝苯地平）、异搏定（维拉帕米）、多巴胺、安定（地西泮）等。

◎反流性食管炎的不良后果

这是一个值得重视的问题。病情较重又长久不治的食管炎可发生食管溃疡，这类病人在心窝部有深钻痛，进食后数秒钟发生，痛可向肩背部放射。

可发生食管出血，病人可有呕吐或黑粪。

长期慢性炎症可使食管逐渐发生狭窄，表现为吞咽困难逐渐加重。

反流物反至咽部可流入气管，由此引起慢性咽炎、喉炎、气管炎乃至哮喘。

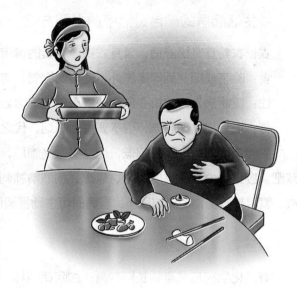

部分反流性食管炎可以发生癌变，这是因为胃液对食管"衬壁"（黏膜）长期刺激引起的炎症可能发生质变而形成食管腺癌，这种黏膜有质变的食管医学上称为"巴氏食管"。但并非所有的巴氏食管都会变成癌，其癌变率约为10%，应予高度警惕。

预防办法：一是治疗反流性食管炎；二是定期（一般1～2年1次）复查胃镜，并做细致的病理检查，即便有问题也可及早处置。

◎如何科学治疗反流性食管炎

多数食管炎是化学刺激引起的炎症而非细菌引起的炎症，所以一般无须用消炎药或抗生素，用消炎药反而有害无益。科学地治疗反流性食管炎，应该包括4个方面：

一是关紧"闸门"：使胃液等无隙可入。常用药物有：西沙必利、多潘立酮等。

二是加强"驱逐"：加强食管蠕动，使之将侵蚀物"驱逐"入胃，以减少其对食管的损伤，这一类药也有关紧"闸门"的作用，可谓"一举两得"。

三是降低酸度：胃的酸度低了，腐蚀力也就减弱了。常用药物有奥美拉唑、雷尼替丁、法莫替丁、甲氰咪胍等。

四是修复损害或保护食管黏膜少受腐蚀：硫糖铝、氢氧化铝凝胶、麦滋林等均有此作用。

以上4法如何选用，应请专家指导。再强调一点，不论何方何法，应该坚持治疗，不得少于2～3个月，这样才能收到较好疗效，急于求成则会前功尽弃。

◎生活起居的配合是治疗的重要方面

衣：衣着宜宽松舒适，紧身衣裤、勒紧的裤带都不宜。

食：除了戒烟、酒等措施外，还请勿饱餐，勿大量夜餐，勿过食油腻食物。

住：重症病人，建议在床头一侧用砖垫高 20cm，可减轻反流。

行：饭后勿立即卧床，更不要餐后吸烟，代之以餐后缓步半小时最好。

肥胖者"闸门"压力偏低，肥胖又增高腹压，均易导致反流，所以应该科学减肥。应当努力避免过度疲劳、焦虑、剧烈精神刺激，这些不良状态都可加重反流。慎用某些药物（见前段），看病时可主动提请医生注意，免得"火上浇油"。

◎还有其他原因引起食管炎吗？

有。化学药品或毒物长期刺激，如阿司匹林、消炎痛（吲哚美辛）、抗炎松等；四环素、氨苄青霉素、羟氨苄青霉素等抗生素；其他如氯化钾、硫酸亚铁、优降糖、茶碱、奎尼丁等均可引起食管炎，称之为"药丸性食管炎"。

细菌性食管炎较多见于长期使用免疫抑制剂的病人（器官移植、红斑狼疮、肾病等）。

国内某些地区多吃腌菜，真菌性食管炎较常见。

单纯疱疹病毒及巨细胞病毒则可引起病毒性食管炎。

以上各种原因引起的食管炎，其治疗方法各不相同。

⑪ 趁热吃、麻辣烫及其他

趁热吃（尝尝），不论在我国南方还
是北方，都是餐桌上的客气话，更是招
待客人的常用语，不知是怕食物凉了
吃下去不消化，还是气氛不够热烈。
相对而言的凉茶、冷饭、冷板凳，正
是不受欢迎的同义词。在我国西南
地区，麻辣烫的场面更是令人难
忘，锅下熊熊烈火，锅上热气腾
腾，食客们摇着扇子挥汗如雨，
干杯声不绝于耳，好一个热字！
和西方餐桌习惯相比，特色鲜明矣。

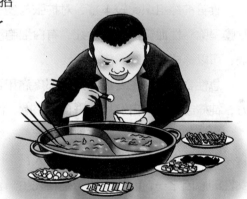

◎三个痛苦的故事

近来笔者接诊了 3 位患者都和"热吃"有关：

熊某是一位眼科女医生，平素爱吃煮鸡蛋。某次刚刚煮好
鸡蛋，却来了眼外伤急诊，囫囵吞下从沸水中捞出的鸡蛋，匆
匆忙忙去了手术室。手术完了就感觉胸骨后不适，第 2 天痛得
难以忍受，尤以下咽时为重，在本人再三要求下做了胃镜检查，
见食管中段以下黏膜充血发红，并有轻度渗出，诊断为急性食
管炎——由于过热食物所致。

李先生和小王（女）则比较简单，前者是不知道喝了刚滚

开的开水,没来得及吐出来,疼痛不适在心窝部。而后者咽下的是刚从开锅捞上来的热汤圆,检查见咽部明显充血。

3位患者年龄、性别、饮食种类不同,但相同的是,匆匆忙忙吃喝,越过了密布温热传感器的口腔防线,没来得及吐出来!

◎食管烫(烧)伤的症状和后果

我常常想,汉字真是丰富多彩,光温度升高就有温、热、烫、烧(灼)等不同的档次来说明升高的程度。胃肠道黏膜损伤的轻重,除了温度高低的因素外,接触时间的长短更为重要。

食管神经组织比较丰富,对扩张与痉挛敏感。过热食物引起的急性食管炎,黏膜呈弥漫性血管扩张而发红,有白细胞浸润,黏液腺肿胀,鳞状上皮变薄且脆弱,可以形成糜烂或溃疡、假膜。

急性食管炎的主要症状为局部疼痛和吞咽困难。疼痛位于胸骨后或左肩胛下方,钝痛或刺痛,自发痛,进食、咳嗽、深呼吸时疼痛加重。

过热的饮食可能先损伤口腔、咽部,继而食管。流行病学调查还提示,烫饮食是胃癌和食管癌的危险因素,有人甚至以此推测,这是农村男性食管癌远高于女性的原因之一,因为女性老是在先生陪客人"趁热吃"之后才上桌的,算是没受优待的优待吧!

世间万事万物都得适度,看来"趁热吃"也得服从这个规律。

⑫ 口服药片，别伤着了食管

◎药片怎么会伤着食管

药物——药片（丸）能损伤食管，你可能还没听说过吧？

药物乃是治病的，而食管仅仅只是一个通道而已，药片怎么会伤害食管呢？原来有些药物对食管黏膜（最里面一层"衬壁"）有腐蚀性，这种破坏性虽不如强酸、强碱那样强烈凶猛，但对于娇嫩的食管黏膜已是相当厉害的东西了。四环素、强力霉素、硫酸亚铁、维生素C等溶在水中（少量水）或唾液中呈酸性（pH<3）；另一类药物为粘在黏膜上可以蓄积起高浓度有毒物质而伤害食管；其他可引发局部高渗状态（如氯化钾）；有的（如茶碱或抗胆碱能药物阿托品、654-2等）造成胃—食管反流，都是损伤食管的原因。药片或其外包装有一定的黏性，也会促使损害的发生。

另一方面，药片通过食管过慢，也是造成食管损伤的重要因素。通常人们以为药片通过食管一定很快，其实不然。一般地说，吞服小片、无黏性者，饮水量又多，通过食管较快；反之，大药片又有黏性，干咽或喝水很少，或躺着服药，药片通过食管明显变慢。有医生测试过，口服无黏性的硫酸钡片，健康人躺着服，只喝15mL水送下，通过食管需要5min之久！

◎温馨提示：如何科学服药

预防药物伤害食管，就要科学地服药，建议做到以下几点：

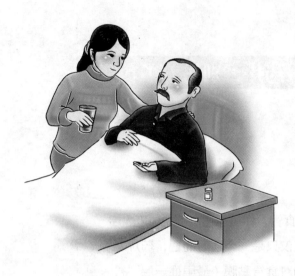

（1）应该站立或端坐着服药。即便卧床不起的病人，也应由医护人员或家属扶着以坐位服药，不宜躺着或半躺着服药，这一点最重要。

（2）勿干吞药片。

（3）喝开水送药时，水量宜多不宜少，这样才能借着水流将药"冲"到胃里。

（4）一次不宜吞服过多数量的药片。常见有人一把一把地服药，这样做不安全；一次少服几片，多咽几次，这样才安全。

（5）有心脏扩大，行过心脏手术，主动脉球突出，严重驼背，行过食管手术、食管行过放疗或放有扩张支架，或有食管憩室者，服药片时更要小心，如无禁忌，可碾成药粉服。

（6）老人食管蠕动差，又因年老多病，服药机会多、数量多，尤应小心。

服药片是日常生活中的"小事"，按科学办事就可避免许多麻烦和不必要的痛苦！

⓭ 酗酒剧吐闯大祸

◎著名的历史故事

1925 年，一具中年男性尸体被推进了马洛维与魏塞斯医生的病理解剖室。请求尸检委托书上写着："死者一向体健，3d 前死者参加了一次盛大的婚礼晚宴，曾狂饮烈性威士忌，返回住所当晚即发生剧烈呕吐，先是吐出佳肴美食，接着是毫不减轻的干呕。医生被招来后连续给病人注射了好几种传统止吐药，仍然无济于事，呕出了几口鲜红色血液，继之则是不停地大口呕鲜血，并诉胸骨后撕裂样疼痛。病人烦躁不安，送往就近医院后血压已经是 0，呼吸急促，心率高达 120 次 /min 且极微弱，一场抢救失血性休克的战斗就在急诊室里展开了。内科医生推测是乙醇引起的急性胃炎，或是溃疡病出血，也不能完全排除肝硬化食管静脉曲张出血；外科医生虽然也来会诊，但认为出血原因不清。病人已处在重度休克状态，手术方案被否决了，虽然连续加压输血，但呕血量更多。最终患者的呼吸、心跳停止了……"

家属签订同意书后，两位医生冒着熏人的酒气细细剖检了从口腔到直肠的整个消化系统，并未发现溃疡和曲张的静脉，只有胃黏膜显示急性炎症，胃内存有大量血块。更令人注目的是贲门与食管连接处有 3 条纵行裂伤，深度达到肌层，伤口上还附有黑红色血痂。马洛维与魏赛斯医生讨论着：也许这就是出血致死的原因？他们作了描述，但未下结论。两年之后，他俩又发现了酗酒后情况类似的3例。1927年他们将这4例在医学杂志上作了报道。以后这种情况被称为马洛维魏塞斯综合征，准确地说应称之为食管贲门黏膜撕裂综合征。近年来随着酗酒情况日益增多，胃镜检查的广泛开展，此症在我国明显增多，不过程度有轻有重。

◎黏膜撕裂的原因

好端端的黏膜，怎么一剧吐就会被撕裂呢？原来，在正常情况下，食管腔内保持着一定的压力，当各种原因使腹内或胃内压力突然剧增时，食管及贲门区的黏膜脆弱，周围又缺少支持组织，加上肌肉层伸展性差，黏膜会被压向低压的食管腔内，形成一个尖端指向食管腔的锥形突出物，很像一把稍稍撑开的雨伞，在高压冲击下，黏膜被强烈牵扯，发生撕裂，黏膜下的小静脉或小动脉可能同时被扯断而发生出血。因动脉压高，动脉出血难以自动止住最为危险！打个比喻吧，袖子的衬里如果和面料缝合不严，猛一穿袖子，不但可将袖子的衬里捅到袖口之外，衬里也常常会被撕出裂口。

除上述各种因素外，食管原有畸形（裂孔疝）、胃内胃酸及蛋白酶反流和乙醇的直接腐蚀作用，也会加重伤害。

◎警惕生活中可能诱发黏膜撕裂的因素

日常生活中哪些情况可能引发贲门食管黏膜撕裂综合征呢？除酗酒这一祸首之外，多种疾病引起的剧吐，顽固性便秘排便时，剧烈咳嗽，喷嚏，妊娠毒血症，分娩，各种手术后或化疗放疗后，梅尼埃病发作，饱餐后呕吐，食物中毒，胸外按摩，举重或抬过重物体，腹部钝挫伤，粗暴不熟练的胃镜检查等都有可能造成黏膜撕裂。

◎预防比治疗更重要

由于出血凶险，一旦疑为本病，应及时去医院诊治。平时做好有效的预防工作也很重要：

切记，不可酗酒，乃是预防的第一条。

第二，任何情况下发生剧烈呕吐时，应尽快给予止吐剂，如肌注爱茂尔（溴米钠）、非那根（异丙嗪）、灭吐灵（胃复安）等，针刺或按摩足三里、内关穴，也能起到一定的止吐作用。必要时可肌注氯丙嗪（冬眠灵），但要注意其对血压的影响，也可合用以上药物。

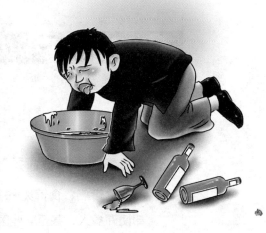

第三，如有胃—食管反流、食管裂孔疝、习惯性便秘等，平时就应积极加以治疗；发生哮喘、剧烈咳嗽，应有针对性地加以处置，以防患未然。

第四，胃镜检查应正规使用术前给药——地西泮（安定）、阿托品（或654-2）和黏膜麻醉药，当前不少单位"简化手续"并非明智之举。内镜检查医生操作应努力做到轻柔快捷，遇到难以控制的剧烈恶心呕吐时，应考虑中止检查。对胃镜检查后的病人，应交代可能发生的问题和处置方法。

⑭ 认识巴雷特（巴氏）食管很重要

◎巴雷特食管是怎么回事

食管癌、食管炎……已为人们所熟悉，而巴氏食管的名字却使许多人，甚至一些医生感到陌生。

什么是巴氏食管？它有什么危险性？它有哪些症状？如何诊断巴氏食管？患了巴氏食管该怎么办？

60 多年前，在英国外科杂志上，巴雷特医生详尽报道了这种情况，故以他的名字命名，但是引起人们高度重视则是在1975 年以后，原因是它和食管腺癌（食管癌的一种）关系密切。

要说清巴氏食管，得从消化管的"衬壁"谈起。像精致的衣服一样，从食管到直肠整个消化管都有一层"衬里"，不同部位"衬里"质地不同，以适应不同功能。这层"衬里"医学上称为黏膜。

经过牙齿加工的食物，首先要通过食管。因为口腔内的加工比较简单、时间又短，所以食团比较粗糙。食管的"衬壁"称为鳞状上皮，有点像层层的鱼鳞，较耐摩擦，却无吸收功能。胃就不同了，由柱状上皮黏膜构成，这种"衬里"能分泌蛋白酶、盐酸，可以对蛋白质进行初步消化；它还分泌一些黏液，以减少食物在胃内与胃黏膜的摩擦……但是，由于先天性发育异常，一部分食管"衬里"出现了像胃内一样的黏膜上皮，更多的情况则是由于胃内容物因种种原因反流到食管造成的长期刺激，食管原先的鳞状上皮"变"成了类似胃的柱状上皮，这就是巴氏食管最本质的改变。科学家们发现，反流的胆汁，吸烟、酗酒和肿瘤化疗药物都会促进巴氏食管的发生。

◎巴雷特食管有什么危险

形成了巴氏食管，一些病人并无任何症状，易被忽略，所以有一定的危险性。由于多数巴氏食管发生于胃—食管反流疾病，所以表现出烧心、反酸等症状，有的还有吞咽不利、消化道出血、哮喘（胃反流物入气管和肺）甚至慢性肺病。有的病人告诉医生，咽食物后感觉在食管"黏住"了，一旦发展为癌，则突出表现为吞咽不利，甚至吞咽困难，常常是病到晚期了。

巴氏食管最大的危险就是可能发生食管癌（腺癌），但并非都会发生癌变。巴氏食管发生食管癌的危险性比普通人群高 20～40 倍，而食管癌的病人，25%～100% 均有巴氏食管。贲门癌（在我国多见）的病人 26%～73% 有巴氏食管。食管腺癌发病率在美国、英国、瑞士等国近年来直线上升，引起人们特别关注的是，因为这种直线上升是紧随巴氏食管发病率直线上升后出现的。

◎如何诊断，如何随访

由于巴氏食管是一种浅表的改变，钡餐透视难以诊断。确诊的主要手段是胃镜检查并必须配合活检。

胃镜下正常的食管黏膜呈均匀粉色，如在此种背景下出现局限性、片状或哑铃状，与贲门相连或不连的淡橘红色改变，则应怀疑巴氏食管。先天性发育异常的巴氏食管多在中段以上，而后天反流引起的，一般多在下段食管。还可见到贲门多呈开放状态，有反流性食管炎等改变。诊断中活检最为重要，不但数目要尽量多取一些，部位要选准确，且要分开装瓶送检并做详细记录。前面已经说过，如果确实在食管取到了柱状上皮，且呈不典型增生时，发生腺癌的可能性大增。

现在还有一种新式仪器——流式细胞计，它能快速检验大量细胞核与细胞浆，测定细胞核中脱氧核糖核酸的含量，通过计算机绘出其分布的组织图，由于发育不良的上皮常有较多的脱氧核糖核酸，其组织图与正常上皮不同，对巴氏食管的诊断很有帮助。

确诊为巴氏食管后，特别要注意所送活检标本切片中有无不典型增生。不典型增生是指细胞大小不等、排列不规则，细胞核个大，染色也深，形态均不同于正常。如果没有这种改变，可每1～2年胃镜复查（包括活检，下同）1次。如有低度改变，应积极抑酸治疗，3个月后再复查胃镜或流式细胞计检测；如为高度不典型增生，经再次复查确诊后可考虑手术治疗或密切随访。

◎预防发生巴雷特食管的方法

不手术的巴氏食管病人，有胃—食管反流者，应改变不良生活方式（戒烟、酒，勿躺在床上吃零食），除去食物中易造成反流的成分（脂肪、咖啡、巧克力、发

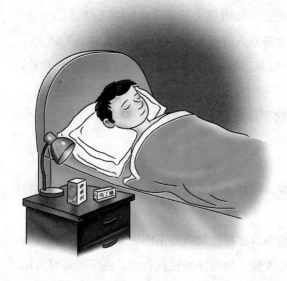

泡饮料），抬高床头。可应用抑酸剂治疗，其中以质子泵类抑制剂，如奥美拉唑、兰索拉唑等较好，或能使"衬里"正常化。也有用质子泵抑制剂加激光治疗的报道。胃肠道动力药（如吗丁啉、普瑞博思、胃复安等），不但有改善反流状况、促进胃排空和食管清除反流物的作用，还能减轻胆汁反流，消除胆汁的有害影响，可试用其一。

⑮ 吞咽不利当警惕 及时检查莫大意

◎一个让人遗憾的故事

前些年我和一位老同志因为工作的关系在一起吃饭，他已经70多岁了，饱经革命沧桑，但身体仍健，思想活跃，诗作颇多。进餐开始，服务员送来一小碗白白软软的米饭给他，不料老者却说："请为我减去一半，剩下的一半再用汤烩一烩。谢谢。"职业的敏感性使我顿时心里一怔，不一会儿一小碗"稀饭"端来了，老同志一边小口喝着，还同时再喝几口桌上的清汤。我焦急地问他："这么吃饭多久了？"老者笑着说："3个多月了，不知为什么近来加重了。"我劝他赶快做胃镜检查，在打消了一些顾虑后，他终于接受了胃镜检查，诊断结果残酷无情：食管贲门癌，食管明显狭窄。术后我去看他时，他还在作诗送给医务人员，勉励我们好好为人民服务。

◎"咽不下"不是早期症状了

我们天天餐餐吃饭喝水都要咽下去，吞咽是一个复杂的过程，需要咽部及食管结构和运动功能完整，管腔通畅，还需要神经系统精确协调指挥，就像一部精密机器部件完好、配合准确地运转一样，哪一个环节都不能出故障。

吞咽不利是指咽食物时下行有不顺当、黏着感、停滞乃至阻塞的感觉，可轻可重，重者甚至很快将刚吃过的食物及汤汤水水吐出来，才觉得松快些。值得一提的是，较轻的、偶然发生的吞咽不利可能已有病变却常被忽视，及至发展到吞咽困难引起注意时，病情已经十分严重了！

◎警惕最常见的病变是食管癌

请记住，确有吞咽不利时，总是表明咽部、食管、贲门部可能有病变：食管腔内的肿物或异物堵塞；或长期炎症造成食管狭窄；或食管外肿物压迫；或有食管、咽部运动障碍性疾病。但是，第一位的原因是食管癌、贲门癌。最新资料报道，医学发达的美国是食管贲门癌低发国，但1997年一年之内新发的病人是12500人！就全世界范围来看，食管癌及贲门癌的发病在上升，自1970年以来上升了36倍！我国的食管癌、贲门癌在世界范围的排名上名列前茅，陕西省特别是北部地区在我国更属高发区，我国人口基数大，这个数字又该是12500的多少倍呢？

⑯ 别让食管癌蒙混过关

随着人们生活水平的提高，出国（境）的人越来越多了，都知道原来多少有点神秘的"通（过）关"是怎么回事了！边防站与海关严格执法，主要是核查护照与持有者身份是否相符，不能让假护照持有者蒙混过关，去干那些不可告人的勾当！

食管癌常见症状是吞咽不适，包括吞咽时胸骨后烧灼、闷胀或微痛，食物通过缓慢或黏滞感等。一些食管癌患者主要症状不明显，甚至没有，却以"另类"面孔出现，有如那些持假护照者，稍不留心就会被他们蒙混过去，耽误了治疗时机，不可不加注意！

这些"另类"面孔有：

◎假面孔之一：吐黏液

笔者曾见一例患者，为呕吐黏液、唾液"增多"所苦来就诊，夜间其枕巾常为唾液所湿而需更换。这是由于唾液、食管分泌液因肿瘤阻塞不能入胃而从食管反流而出之故。

◎假面孔之二：喝水呛咳

平时好好的，却每于饮水、喝汤后出现呛咳，甚至呛到"脸红脖子粗"。出现这种症状是因食管癌穿通到了气管，形成了食管—气管（内）瘘，以致食入液体刺激气管黏膜。食管稀钡或碘油造影可清楚显示这种异常流向而确诊。

◎假面孔之三："老慢支"、老肺炎

久治不愈的"支气管感染"或"难治性肺炎、肺脓肿"由于食管内容物经常反流，或经上述小内瘘进入肺部，其所含细菌或化学成分引起炎症，多种抗生素治疗常无效果。

◎假面孔之四：声音嘶哑

肿瘤压迫喉返神经引起声音嘶哑，容易误诊为慢性喉炎，耳鼻喉科检查可发现声带麻痹。

◎假面孔之五：颈部淋巴结肿大

左锁骨上淋巴结肿大是腹部肿瘤转移的信号，尤其多发生于食管癌与胃癌。这种关系是德国著名病理学家维尔肖最先发现的，常以他的名字命名。不少学者相信，维尔肖淋巴结肿大提示，相当一部分患者肿瘤已有颅内转移，是一个预后严重的标志。

◎假面孔之六：前胸、后背疼痛

常比较顽固，一般止痛药治疗无效，如疼痛剧烈并伴有发热，应该警惕是否已经或行将穿孔，如不妥当处理，患者一般情况会迅速恶化达到恶病质状态。疼痛是肿瘤压迫或侵犯神经的结果。笔者近年不只见过1例。

原因不明其他部位的骨痛，也是肿瘤病变血行远距离转移的信号。

◎假面孔之七：消化道出血

溃疡型食管癌的血管较易被侵蚀造成出血，临床出现呕血及黑便；只有大便

隐血试验阳性的，可以迁延日久造成贫血而不被察觉！

如果肿瘤造成主动脉穿孔，出血将是致命性的，即便抢救也很难成功。

◎假面孔之八：黄疸

食管癌可以转移至肝脏，压迫胆道系统，引起阻塞性黄疸，B超或CT检查，可以及早发现问题。肝脏是否有转移，对治疗方案的选择至关重要。

偶有几种假面孔症状同时出现，就更容易误诊。

令人遗憾的是，这些"另类"症状的出现，提示病变多系晚期，抢时间确诊，不容再有延误！

⑰ 莫和食管癌"套近乎"

——那些危险的事和人

背景简介：食管癌及贲门癌是"埋在口岸的地雷"，这个比喻准确形象。和口岸一样，食管是水与食物进入身体内的第一通道。食管癌确实是地雷，其死亡率系世界之冠，在我国居第二位，每年死亡达16万～20万人。食管癌的主要症状为咽下不适，包括食物黏着感、异物感、轻度发堵感、下咽疼痛以及食物通过缓慢感等，一旦出现吞咽困难，说明病变多已进入中晚期。食管癌确诊方法为胃镜检查及活检，X线食管钡餐透视可做初步诊断。早期食管癌治疗效果很好。

食管癌的危险因素和人群：

◎贲门失弛缓症

旧名贲门痉挛，是食管下括约肌松弛神经损害所致，症状很像食管癌。有15%以上的患者，可以并发食管癌，癌变往往发生在食管关闭部位上方，可能与长期通过不畅和刺激有关。

◎反流性食管炎与巴雷特食管

和贲门失弛缓症相反，由于食管下括约肌关闭不严，尤其有食管裂孔疝存在时，导致胃液反流入食管，胃酸和胃蛋白酶刺激食管黏膜发生慢性炎症，久之可使原来的食管上皮特性发生改变，这种改变称为巴雷特食管。巴雷特食管发生食管贲门（腺）癌的危险性是普通人群的20～40倍！食管癌

25%～100% 都有巴雷特食管,国内常见的贲门癌患者 26%～73% 有巴雷特食管。正因为如此,巴雷特食管近年来引起国内外学者的广泛关注。

◎吸烟、饮酒

欧美医生报告,食管癌与饮酒关系密切,饮酒量越大,发生食管癌的几率越高。每日酒量 3 杯以上者,食管癌发生率为不饮酒者的 10 倍以上! 其原因和酒精本身或酿造过程中的污染有关。

吸烟也有类似关系,每日吸烟 35 支者,发癌危险性比不吸烟者高 2～4 倍,尤以食管腺癌为多。

◎不良进食习惯

我国流行病学调查发现,喜欢吃热烫饮食,进食快,长期食用粗糙、蒜、辣椒等刺激性食物,都是食管癌的危险因素。

◎食物与营养因素

食物中缺乏高质量的动物蛋白、脂肪、新鲜蔬菜与水果,特别是维生素 C、B_2 及 A,因为这些维生素有的可阻断致癌物形成,有的能修复损伤的上皮并保护之。缺乏微量元素钼、锌、钴、铜,也是危险因素。

咸腌蔬菜含有致癌物或促癌物,在制作中被某些霉菌污染,不但可使致癌物亚硝酸盐形成,霉菌本身及其毒素对食管上皮的损害,也从慢性炎症到不典型增生,从而可能发展成食管癌,进食越多,死亡率越高。

◎感染与职业因素

人类乳头状瘤病毒(HPV)和食管癌(鳞癌)的关系被重视,食管癌高发区 HPV 感染率高于低发区,鳞癌组织总感染率为 23.7%。与石棉有关工种发癌危险性比常人高 2 倍多。我国调查发现,口腔卫生不良也是食管癌危险因素之一,或与口腔内大量有害细菌有关。

◎预防的忠告

（1）危险人群或涉及危险因素者，不论有无症状，请主动做一次胃镜检查或上消化道钡餐透视。

（2）科学治疗相关疾病，必要时应复查。

（3）下决心戒烟，限酒、戒酒。

（4）改正不良进食习惯，坚持科学、健康进食方法。讲究口腔卫生。

（5）调整饮食结构，补充必要的营养成分。拒绝霉变食物与腌制蔬菜。

⑱ 警惕＋主动　食管癌可早发现

我国尤其是北方地区是食管癌的重灾区，发病率随年龄增加而上升。80%以上都在50岁以后发病，而这正是人们经验丰富、事业有成之年。食管癌死亡率在男性肿瘤中为第二位，女性肿瘤中居第三位，可见其危害之烈！

令人遗憾的是，当前临床所见的食管癌，绝大多数属中晚期，虽经治疗，疗效仍然欠佳。因此要想提高疗效，关键在于早期发现，而早期发现的关键又在于打消顾虑，及早检查。只要医患双方共同努力，是完全可以做到早期发现的，不少成功的例子充分证明了这一点。早期食管癌的治疗效果与预后接近治愈，与中、晚期病例有天壤之别！

◎早期症状　不可大意

早期食管癌的症状既轻微又不典型，但仔细询问，并非没有蛛丝马迹可寻：

胸骨后、咽下部位不同程度隐痛，烧灼感、不适感，尤在进粗糙、过热、有刺激性食物时为甚，也可出现食物下咽通过缓慢，滞留感，或诉及食物黏附在食管壁上的感觉，常有呃逆（打嗝）。这些症状时轻时重，病程可长达数月至2～3年，又无大碍，容易误诊为"梅核气"，患者常不当回事！

及至肿瘤发展变大，不同程度阻塞食管腔，才会出现吞咽不利：先是硬食不利，进展下去软食也不利，后是流食都不行，这时已经是中晚期的表现了！

认为只有吞咽困难才是食管癌，此说差矣！这是误把中晚期症状当成了早期症状，就像火灾时刚冒出少许浓烟不以为是，及至烈焰腾空而起还说是刚起火，事情就麻烦了！

◎主动接受检查不害怕

出现了可疑症状，必须求得确诊——到底是不是？还是其他病？这就必须检查。在我多年行医的经历中，碰见不少这样的患者，你郑重其事劝他立即检查，他不是害怕，就是太忙，或者自认为"平安无事"，能推就推，能躲就躲，及至症状明显要求检查时，黄金时刻已经过去，令人惋惜！

胃镜检查：是确诊的首选方法，不但可以直接看到"庐山真面目"，还可以一次性取出标本做病理检查，拍板定案。胃镜下早期食管癌表现为小片状、不规则充血、出血、糜烂、黏膜发白、不平、橘皮状、少数出现小疙瘩（结节）。为了提高诊断的准确性，在胃镜检查的同时，可向病变处喷洒特配的染料液，这样病变处更加醒目，称为色素胃镜检查。方法简便，又无痛苦。要了解肿瘤浸润深度，还可进行超声内镜的检查，为治疗提供更多资讯。

害怕胃镜检查，耽误了不少患者的病情。许多患者都现身说法胃镜检查并无

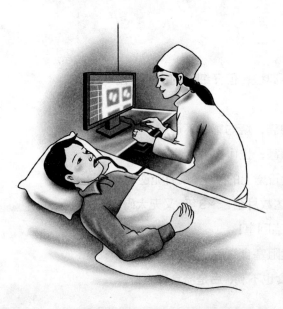

多大痛苦，轻度不适完全可以耐受，我自己先后接受过 4 ～ 5 次胃镜检查，可亲身证明这一点。怎么能因小失大呢？何况现在还可以选择无痛胃镜。

X 线食管钡剂造影：优点是可观察食管运动，周围浸润等情况，可准确测定病变长度，但不能取病理标本作最后确诊。造影可见食管黏膜中断不规则、不光滑，颗粒改变等。

常有患者及家属询问或要求

用CT、磁共振或B超来代替胃镜检查，虽然这些方法"没有痛苦"，但对胃癌的诊断，更不说早期诊断是无能为力的，只是在了解有无转移、扩散时，这些方法才有价值。

◎预防措施　主动采取

（1）拒绝发霉、变质食物，包括腌酸菜等，因为霉菌毒素可促进致癌物——二级胺及亚硝酸盐的形成。

（2）多吃新鲜蔬菜水果，适量补充维生素A、C及B族维生素，以维护健康的食管黏膜上皮生长、更新。

（3）改变过度热食、粗嚼快咽、吸烟、饮酒等不良生活习惯，以减少对食管黏膜的损害。

（4）讲究口腔卫生，勤漱口、刷牙，以减少口腔有害细菌对食管的伤害。

（5）积极治疗与食管癌有关的疾病，包括：重症食管裂孔疝、食管霉菌病、贲门失弛症（贲门痉挛）。

重症巴雷特食管是贲门食管癌的癌前病变，应遵医嘱定期复查，监控其发展。

（6）食管癌有家族聚积倾向与遗传背景，有血缘关系人士请提高警觉，主动检查为好。

⑲ 小精灵造访　贲门失弛症

◎是不松弛，不是奔驰

这几年来，20多岁的小朱患了一种吃饭就发愁的怪病。

健康人到吃饭时总是高高兴兴，若是美食佳肴、香气喷喷，早就垂涎三尺，而他却是愁容满面，去餐厅的路上，常常用筷子将饭盒敲得叮当响，以宣泄他的苦闷。他并非不想吃，而是吃了"下不去"，就在心窝部堵住了。同事们发现他渐渐地瘦了。

5年前，小朱和领导吵过一次大架，第2天就出现了吞咽不利一直到今天，家人曾经为他捏过一把汗，怕是食管癌，经过三番五次胃镜检查，又看过几位消化专家，最后诊断是贲门失弛缓症（简写为失弛症）。小朱把"弛"写成"驰"，专家笑嘻嘻地说，是不松"弛"，不是奔"驰"！

专家对他说："这个名称对你可能有些陌生，听说过'贲门痉挛''巨食管病''食管失蠕动症'这些老名称吧？讲的就是这个病，因为1955年的现在的名称才把疾病本质说透彻了，食管下端括约肌不能松弛，形象地说就是'不开门'"。

◎食管像个泔水桶

小朱越听越糊涂，急忙来找我说："小精灵'出山'吧，帮我搞清楚这贲门失弛症到底是怎么回事？"

哥们有难处不能不帮，我混在小朱的食物里开始了探访之旅……

哎呀，小朱的食管腔这么空空荡荡，比健康人宽了两三倍！黏膜上还出现了半月形结构，这一定是被存留食物"撑"开的，食管壁片片发红、糜烂，还有像鹅口疮一样的溃疡。昨天甚至前天吃的豆腐脑、绿色菜叶、红色的西红柿碎片，还有黑木耳……把食管腔挤得满满的，活像个"泔水桶"。管壁上的那些病变肯定就是这些积压、变质食物刺激造成的，怪不得小朱常常闹胸疼，听说这些病变日久天长还可以癌变！

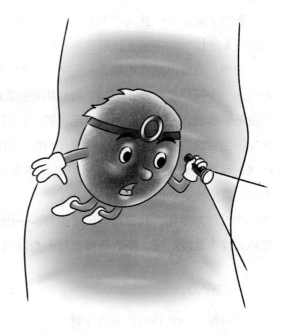

◎为何久久不松弛

突然间大量的开水把我一下子冲到了食管底部，这一定是小朱想解决发堵用水来冲。这些水根本就没有下去，而我就像在游泳池底一样，怎么也找不着贲门口，食管下端就像袖口一样紧锁。哦！原来这就是食管下端括约肌（"门"），健康人有食物到达，"门"就顺顺当当开放，我等了好久，小朱的"门"连一条缝儿的影子都没有！不管小朱怎么吃喝，上面下来多少东西，反正就是不开"门"！

吃了闭门羹的我，好奇地围着"门"仔细转了几圈，想搞清楚两件事：

下来之前，小朱告诉我，大夫说失弛症的食管下段，容易发生食管癌，两种病变同时并存，或者先失弛后发癌，我认真勘察了一番，倒是没发现癌症痕迹，算小朱逃过一劫！

我更想知道的另外一件事就是，括约肌这道门为啥打不开？原来控制肌肉松弛的神经节细胞不但退化、数目减少甚至消失，支配食管运动的迷走神经纤维，也出现断裂、变性，食管肌肉细胞萎缩、溶解，连调节运动的一氧化氮也都缺乏。

我终于明白失弛症问题的复杂性：肌肉痉挛不开"门"是表现，病根出在调控开门（放松）的神经上！就像平日推不开门，原来是铰链坏了！

突然，我觉得站立不稳，天旋地转，摸不清方向，原来是食管由下向口腔反方向的一个强烈逆蠕动，把我、胃酸和那些发酵的食物残渣一咕噜推到了咽部，还没站稳脚跟，一下掉进了气管和肺里。这时我听见小朱在不停地呛咳，原来这就是医生常说的吸入，怪不得小朱经常闹气管炎、慢性咽炎，还因为肺炎住过一次院，现在搞清楚原因了！最近耳鼻喉科专家们说，他们科75%的慢性病都在胃—食管反流这祸根上！

经过奋力挣扎，我总算逃出了虎口，一出来赶忙把所见所闻全告诉小朱，拉着他去找李教授汇报，还请教授答复一些疑问。

◎治疗方法有新招

"教授，小朱的病怎么治疗呀？"

"一般可先试用药物治疗，希望这些药物通过不同途径来开'门'，包括硝酸甘油类的消心痛、硝酸甘油缓释剂等；钙离子拮抗剂，如硝苯地平、异搏定等；以及抗胆碱能药物，如654-2、阿托品等。适当并用，效果会好些，但要长期服药和注意不良反应。"

李教授说，他用药物治疗过数例患者，只要坚持并与医生配合好，服药期间可以明显缓解症状。

小朱问："听说用胃镜可以治疗这种病？"

"不错，最近几年内镜下治疗失弛症发展很快，最先是用气囊扩张，采用可控制的压力使肌肉纤维断裂来纠正松弛障碍。气囊扩张是最有效的非手术方法，但要求反复进行，而穿孔是危险的并发症。也可以通过胃镜，尤其是在超声内镜指导下注射肉毒杆菌毒素，抵消乙酰胆碱的'关门'作用，方法安全、副作用小，但也要多次做。也可置放支架，靠着支架的张力，强行'撑开'紧闭的'门'。还可通过胃镜做切开手术等。几种方法可以并用。"李教授介绍说。

"这么多方法，我该选哪一种好呀？"

"是呀，五花八门，各有千秋，但目前都属于对症治疗，关键还要根据病人、病情来选。建议你不妨先试用药物与注射治疗看看。"

小朱和我都很满意，正要离开时，李教授亲切叮嘱说："药物、注射治疗固然重要，一般治疗不可忽视。我送你一首顺口溜，希望好好记住：

> 乐观情绪最重要，细嚼慢咽不可少；
>
> 饮食稀软高营养，饱食大餐不能要；
>
> 冷食冰冻要忌口，辛辣刺激少为好；
>
> 吗丁啉、胃复安，必利之类 * 皆祸害；
>
> 大门不开还上闩 **，鲁班也会双眉锁。"

注：★指西沙必利、莫沙必利类药物；★★指这些药物对病的不良作用。

⑳ 细细咀嚼：领跑消化头功

就解字而言，标题有重复之嫌，因为"咀"字本是含在嘴里细细玩味之意，再冠以副词细细，是想强调它的重要性，往下读，您就知道此话不假。

不论一日三餐，还是小吃点心，无不需要咀嚼，这是与生俱来的动作，不要去学习，然而最平常的事，往往有不为人知的道理。咀嚼领跑消化作用头功，道理又何在？

◎咀嚼是粉碎机

即便是再有营养的食物，不经加工粉碎，难以为人所利用。"囫囵吞枣"，讲的就是这回事，后果如何，人尽皆知。担任粉碎食物重任的，就是人人都有的那副"钢牙"：我们的门齿，扁平带刃，可司切断，可以产生大约 25 千克之力！其旁的"虎牙"，解剖学称为犬齿，此名比"虎牙"似乎弱势一点，其锐利的尖端，是撕裂的利器，各位吃"肯德基"时，不可或缺。再后是臼齿，活像一个小磨盘，负责研磨，它能产生 91 千克的力量，当然吃炒黄豆就不费"吹灰之力"了。不仅形态特点决定了它们不同的功能，更加重要的是，它们全是左右对称、上下合作的，不论是切割、撕裂，还是研磨都需要动力，这种动力全部来源于左右各四组的咀嚼肌群，经过这样的多种加工，任何食物都是"无坚不克"了。

◎咀嚼是过滤网、传感器

整个口腔包括舌头，布满着神经末梢，它们能以电流的速度，灵敏地将冷、热、疼痛、坚硬、粗糙的感觉，传到大脑，让主人立刻感知口腔内有"情况"，以便及时处理。所以小至沙粒，纤细若鱼刺，皆不能"蒙混过关"，冰冷、烫人的食物，立即一吐了之，这样严密把守着大门，可以使娇嫩的消化道免去多少麻烦事啊！

美味的饮食进入口腔，不论是蜂蜜、咸菜，还是酸汤水饺，舌面上的味蕾立即就会感知。味蕾有如其名，前端知味，尾巴就成了神经纤维，汇报同样是高速的，这样主人在餐桌上就能"即席评论"，"决定取舍"，当然是快乐的事。

◎咀嚼是搅拌器

由于肌肉呈扇形构成、起点固定、终端游离的特点，舌头不但可以伸缩自如，而且整个口腔，左右上下、前前后后，无处不达，这种灵活运动，使它对进入口腔的食物，能够进行充分搅拌，一方面有利于牙齿加工，另一方面又可以使食物和唾液混合，唾液中的黏液既可使食团下咽时减少摩擦，唾液中的淀粉酶又能初步水解淀粉成麦芽糖，这就是主食在口腔中久嚼后，有微弱甜味的原因。化学消化就从口腔开始了！

◎咀嚼是启动器

老式日光灯上有个启动器，通电后它先工作，然后灯管才亮起来。咀嚼开始以后，虽然口腔和各种消化腺相距甚远，但咀嚼动作通过神经反射的快速联系，分布在远处的各种消化腺就提前开始工作——分泌含有多种酶类的消化液，以便迎接食物的到来，充分地准备，不至于"手忙脚乱"。如胃腺分泌胃酸和胃蛋白酶，首先对食物进行消毒杀菌，同时开始消化食物中的蛋白质。胰腺分泌的碳酸氢钠，不但可以中和伤害肠道黏膜的胃酸，所形成的碱性环境，使胰腺和肠腺分泌的蛋白酶、脂肪酶、淀粉酶、核酸酶、肽酶、蔗糖酶等多种消化酶，得以"大显身手"，使食物彻底分解成可吸收的单分子，才能被人体所利用。虽说这是后话，咀嚼启动的头功不可没啊！

　　面对当今社会生活超高速运转带来的系列问题，有人已经提出"慢节奏生活"的主张。笔者以为"慢节奏生活"当然不是慢慢腾腾，更非"磨洋工"之意，而是从容应对生活中的一切事物。细细咀嚼就是"慢节奏生活"的开始，它显示了"慢节奏"的多重优越性，不是"快吃快吃"所能获得的，不知各位读者以为如何？

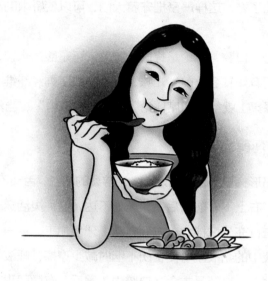

㉑ 食管之痛发生在漫不经心的一刹那!

食管之痛不像溃疡病之痛迁延日久，也不同于肝癌，说不清楚是哪一天发生的，食管之痛往往发生在漫不经心的一刹那间!

我只举出几个实例，您就会相信此话不假。

◎烫伤之痛

熊某，医生，下乡支农马上就要出发了，临行前家人煮了一锅盐茶蛋给她路上吃，她禁不住香喷喷的诱惑，刚出锅就急不可待剥了一个，电话铃响了，催她集合，她两口就把鸡蛋吃完了，10分钟后就感到胸骨后疼痛难忍，连喝水也成了"痛事"。走不成了，第2天笔者给她做了胃镜，发现她整个食管黏膜明显发红、充血，尤以中、下段为著，并有数处片状糜烂、渗血，治疗半月方愈。

"趁热吃""热"到什么程度算合适是个问题。头顶烈日炎炎，桌上火锅滚滚，吃得满头大汗，还要不停地吆喝："快快趁热吃!"食管受的什么罪，只有天知道!

◎梗阻之痛

"梗阻"就是卡住的意思。大学生小文，清早起来例行公事——洗脸、刷牙。今天起晚了，时间有点紧张，动作当然要快，边刷牙，边同时跳起来取挂在绳子上的洗脸毛巾准备洗脸。说时迟，那时快，毛巾到了手，牙刷却一骨碌滑进了食管，小文直摇

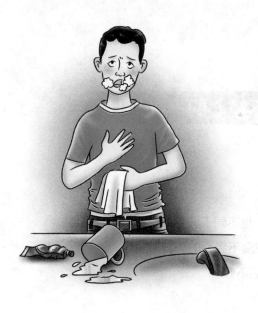

着胸口，哭笑不得。急诊胃镜费了不少力气，跑得快的牙刷终于被"拽"了出来。

胃镜室的医生请小文参观陈列柜，进行现场教育。柜子里陈列的"战利品"都是近年来从食管与胃里掏出来的，真是"琳琅满目"，又"触目惊心"。这些"不速之客"有：铅笔头、枣核、口哨、钥匙、口红、假牙（义齿）、药片甚至刀片等。医生告诉小文和他的同学，食管有3个狭窄部，两个是与食管外邻的气管分叉、主动脉弓外压形成的，另一处是贲门口。异物容易卡在这3个地方，可怕的是一旦尖锐异物造成穿孔，其后果不堪设想。

他们听得出了一身冷汗！

◎切割伤之痛

这是笔者在日本亲历的一个病例。

一对70多岁的老年夫妇，聚精会神地看着电视，突然想起没有按时服治疗高血压药，于是老太太起身取来药片与开水，一边递给老伴，一边还瞅着电视屏幕。服完药老先生直嚷嚷"胸痛"，还以为是剧情紧张诱发了"心绞痛"。细心的医生检查剩余药片，发现药片是连硬塑料壳一起剪下来的，胃镜见到带硬壳的药片卡在食管第一狭窄部，就像一叶小刀片立在那里动也不动！"这是危险区，又是锐利异物，危险性加倍！"我清楚记得这是他们手术前讨论的话。幸运的是，最后在外加安全套管的方案下，终于把刀片样的药片取了出来。

试想，如果不是这样，轻则食管会被划出一条口子，重则穿孔、大出血无疑！

◎腐蚀之痛

华商报某年8月19日报道，甘肃某县农村一1岁3个月幼童，误食家中一瓶高锰酸钾粉末，结果因为食管被腐蚀，造成食管全程狭窄，无法进食，甚至喝水都很困难，孩子骨瘦如柴，体重只剩下不到 16g，目前靠胃造瘘勉强维持生命。父母的大意、失职，令人扼腕！

成人此类悲剧多发生在失恋、抑郁、重大打击及财产损失等情况，一时想不开，偶有大意误吞服者。

◎撕裂之痛

周医生在某职工医院外科工作。不久前与几位难得一见的同学聚会，情绪高涨，开怀畅饮，回家后抱头就睡，结果不停地剧烈呕吐，先是美食佳肴残渣，继而带血迹，呕吐的血量越来越大，颜色鲜红，同时大汗淋漓，手脚冰凉。护士太太警惕了，认为发生了出血性休克，叫来同事们，七手八脚就把他推进了 ICU……

笔者去会诊时已经是第 2 天上午了，主管医生告诉我，在抢救休克成功后，立即就做了急诊胃镜，发现食管下端近贲门处有 3.0cm × 0.5cm 膜撕裂，伴有活动性出血，采取了内镜下射频治疗，同时静脉给药止血，目前情况稳定。由于抢救及时，幸运逃过了一劫！

这是一例典型的贲门黏膜撕裂综合征，多发生于各种原因引起的剧烈呕吐后，而以酗酒为多见。

预防之道一是勿酗酒，二是及时止吐。

◎要安全   要专注

我一直在思考，食管之痛病理虽有种种，原因也各不相同，之间有共性吗？共性又是什么呢？

答案是：漫不经心。

细想起来，虽然"自古华山只有一条路"，但造物主在"路的起点"早就为我们安了一副严格的"过滤网"——口腔。这里有丰富的感觉和运动神经，坚硬的牙齿，灵活转动的舌头，潺潺不息的唾液……足可对付上面所说的各种"不速之客"，保证此路平安畅通。

"一心二用"又"漫不经心"，等于绕过"过滤网"，食管之痛难免就会发生在一刹那间！

笔者以为，"专心致志""从容不迫"是预防食管之痛的良方！